内的対象喪失

見えない悲しみをみつめて

Internal Object Loss

矢吹女性心身クリニック院長
矢吹弘子 著

株式会社 新興医学出版社

Internal Object Loss

Hiroko YABUKI, M.D., Ph.D.

SHINKOH IGAKU SHUPPAN CO. LTD., TOKYO.
Printed & bound in Japan

はじめに

心療内科医として臨床をスタートし、早30年の年月がたった。途中から精神分析的なケース理解と治療の奥深さに魅かれて、特に精神分析的精神療法を専門にするようになった。

その臨床を振り返る時、心療内科領域の臨床における「対象喪失」の重要性、なかでも「内的対象喪失」という視点の重要性をますます実感する一方である。

対象喪失は、精神分析が重視してきた概念のひとつである。それは、人が何か大事なものを失うことである。人の人生では好む・好まないにかかわらず必ずそれはおこる。親の死をはじめとする大事な人との別れはその代表的なものである。

大規模な災害や事故ではそこでおこる対象喪失もまた大規模であるために、個人の問題にとどまらず大変な社会問題となり、組織的な心理的支援が重要になることは周知のことである。しかし、仮に災害や事故・事件とは幸いにして無縁であったとしても、対象喪失は各人の人生にとって大きな問題である。

JCOPY 88002-591

今振り返ると、心療内科で患者さんに会うようになったごく初期の頃から、対象喪失がその症状出現に重要な役割を果たしていたと考えられるケースにしばしば出会っていた。著者が心療内科の研修を始めて、すぐに出会った老年期初期の患者さん。お母さんを亡くした後、早めに退職して高齢者施設に入所してから、いわゆる身体不定愁訴と呼ばれる身体のあちこちの症状が増悪していた患者さんだった。しかしご本人は、自分が大事なものを失くしてから身体症状が増悪したとは意識しておられなかった。

心身症状における対象喪失の重要性にはっきり気づいたのは、親との死別をはじめとする数々の喪失を経験していた過食症の青年期女性Aさんとの出会いを通じてであった。Aさんも当初、自分にとっての喪失の大きさをはっきり自覚していたわけではなかった。Aさんは精神療法が進むにつれ、喪失を認識し、その痛みと向き合うようになっていき、同時に過食症状は軽快に向かっていった。

大事な人を死別によって失うという喪失は、喪失があったと第三者にもわかりやすい。しかし、心療内科を訪れる患者さん本人は、そうしたはっきりした喪失体験があっても、その喪失と身体症状との関係を必ずしも自覚していないことが少なくない。さらに喪失には、他者にはわかりにくいものもある。心の中でおこっている、内的な対象喪失である。

Bさんは過食がやめられないことを主訴に心療内科を受診した。困っていることは、食事制限をしてやせたいのに過食してしまうことであって、やせ願望や食事制限を含めた摂食の問題全体を改善したいわけではなかった。「できれば一生ものを食べたくない」のに、意に反して過食してしまうのがBさんの悩みであった。外来治療開始後も、朝から何も食べず、夜は過食・嘔吐するという生活が繰り返された。

外来で話を聞いていくなかで、お母さんの話が少しずつ語られ、お母さんに愛されたい気持ちが強いことがわかってきた。しかしそれを上手に表現することはできなかった。そしてお母さんは、愛情をうまく表すことができない人であった。そのたびBさんは傷つき、絶食と過食のスパイラルは増悪するのであった。Bさんはお母さんの愛情が欲しくて仕方がなかったが、お母さんはBさんが欲しいような愛情を与えられなかった。求めても得られないものを求め続けるなかで、さまざまな問題が出現していることが推察された。お母さんはそういう人だと諦められれば、先に進めるのに。著者にはそう思えてならなかったが、それは難しいことであった。

この諦めきれなさは何だろうと思った時に、これは内的対象喪失なのだと思い至った。Bさんが欲しいような愛情表現は、お母さんは持ち合わせていない（愛情そのものが無いのかどうかはわからない。しかし表現力を持たないことは確かのようであった）。つまり、あると思ったもの、求めているものは、すでに無い。お母さんは生きておられるので、外的には存在している（外的対象喪失はおこっていない）が、Bさんが欲しいようなお母さんはいない、内的対象喪失がおこっているのである。前に進むには、無いということを認めて、内的対象喪失の「喪の仕事」をする必要があるのだが、Bさんは無いということを認めることができない。すでに対象喪失がおこっていることが認識できていないのであった。ご自分の抱えている困難の本質と向き合うために一般外来とは別枠の構造化した精神療法も折に触れ勧めていたが、それにも関心は向けられず、そもそも一般外来の定期的な受診すら難しかった。

本書では、対象喪失の中でもあまり知られていない、この「内的対象喪失」に着目する。それは、その人の心の中でおこる、他者からは気づかれにくい個人的な喪失体験である。

内的対象喪失は人生のさまざまな局面で大きな役割を演じ、心身に影響を及ぼすにもかかわらず、外からはわかりにくい。心療内科臨床では、内的対象喪失に対処しきれないことが問題の根源であると考えてよいケースに多く遭遇する。内的対象喪失は、わかりにくい喪失のため、すでに失っているということ自体に気がつかず、喪失を受け入れられないために心身に症状が出現していることが多い。本書では、著者が過去に学会発表したケースを元に再考したものと、臨床経験を元に主旨を損なわない程度に脚色・合成したモデルケースを提示しつつ、心身医療における精神分析的視点からみた対象喪失・内的対象喪失のかかわりを見ていきたい。

目次

JCOPY 88002-591

第四部　親になること・親であることをめぐって

JCOPY 88002-591

※　本書では、著者が過去に学会発表したケースを元に再考したものと、臨床経験を元に主旨を損なわない程度に脚色・合成したモデルケースを提示している。

第一部

内的対象喪失から心身症を紐解くにあたって

第一章　対象喪失とは何か

そもそも対象喪失とは何なのか。対象喪失という用語は小此木が1979年に「対象喪失―悲しむということ―」[1)]という、現在でも読みつがれている書籍を刊行してから、一般にも知られるようになった。

この書籍の冒頭で小此木は、「ここでいう対象とは、愛情・依存の対象である」と断って、愛するものを失うことの意味、心身への大きな影響と、悲しむという心の作業の大切な意味を論じている。

一　対象喪失の種類

愛情・依存の対象を失う対象喪失を、小此木は3種類に分けた。①愛情・依存対象の死や別離、②住み慣れた環境や地位・役割・故郷などからの別れ、③対象としての自己の喪失（自分の誇りや理想、所有物の意味をもつような対象の喪失）である。

愛する対象を死や別離によって失うということは、対象喪失という言葉から最初に連想される事柄であろう。

小此木も引用している、心身医学領域で有名な米国のホルムズとレイによる、社会的再適応評価尺度（1967）[2]は、結婚後日常の生活に適応するまでに要するエネルギーを50としたときに、他の各種のライフイベントがいくつに相当するかを質問して作成したものである。この尺度において最もストレス度が高いとされたのは配偶者の死で100点、次いで離婚が73点で2番目にストレス度が高いライフイベントとなっている。配偶者の死と別離が1位と2位になっているというわけである。続く3番目は配偶者との別居65点、4番目が家族の死63点、と愛する者の死と別れの項目が列挙されている。

社会的再適応評価尺度でのストレス値の合計が一年間で200〜299点で約50％、300点以上になると、約80％の者に、その後約一年間に健康上の問題が生じたという研究結果であった。これはストレスを数値化して疾病との関係を明らかにした初めての研究として、歴史的意義があるものである[3]。

人間にとって大事なものは、人ばかりではない。小此木は、愛情や依存の対象を失うことの第2の項目として、大事な環境・地位・役割・故郷などを失うことをあげた。すなわち、

・引越し
・転勤　・海外赴任　・帰国

・昇進　・降格
・退職　・転職
・卒業　・進学　・転校
・結婚　・離婚

などがこの項目に入ってくる。

うつ病の中で、引越しを契機にするものがかつて「引越しうつ病」と呼ばれた。引越しはその準備や後片付けに多大な労力を要するのがひとつの要因であるが、住み慣れた場所を離れるという対象喪失を伴うことも大きい。

海外赴任や海外留学は、輝かしい出来事である場合も多い。しかしこれは、住み慣れた母国を離れる一種の対象喪失でもある。母国語が通用しない、これまで当たり前と思っていた習慣が異なる。これらをカルチャーショックと呼ぶが、さらに周囲にこれまでの友人や場合によっては家族もいないわけである。

そして、帰国も対象喪失となる。外国にある程度の期間住むということは、その国の環境になじむよう努力し、いったんその環境に慣れ親しむということである。そこでは新しい交友関係もできている。そこから離れて帰国することは、元の環境に戻ることではあるが、いったん作った交友関係を手放し、そしてなじむよう努力した環境から離れるという体験である。母国に戻ることが必ずしも精神的に楽なことでないことは、カウンターカルチャーショックという言葉が示している。

さて、先の項目の中で、「降格」「退職」といったマイナスイメージのあるものが対象喪失であることは、理解しやすいであろう。しかし、ここで重要なのは、「昇進」「進学」「結婚」といった、おめでたい事柄も対象喪失の一種になりうるということである。

なぜ、おめでたいことが対象喪失なのか。たとえば会社組織の中で、役職のない立場から、グループのリーダーに昇進した場合を考えてみよう。それまではリーダーの指示に従って与えられた仕事をしていたのに、昇進によって自分がリーダーとしてメンバーに指示を出さなければならない。部の上司は、各グループの仕事がきちんと進んでいるかどうかに目を光らせている。グループの仕事が遅れると部全体に迷惑をかける……といった状況では、おめでたい昇進によって「責任」という負荷が増えることは容易に想像できる。場合によっては同期で最初に昇進したことによって、それまで気楽に飲みに行っていた仲間と若干の距離ができるかもしれない。仲間からの羨望のまなざしは、ストレスにもなるだろう。そうなると、昇進は「気楽な平社員だった自分との別れ」という対象喪失となる。

「進学」は輝かしい一歩であるが、同時に、卒業した学校での旧友や先生との別れである。大学進学であれば、親元・慣れ親しんだ地元を離れてのひとり暮らしということもあろう。初めての環境に入る＝慣れ親しんだ環境と別れる、という対象喪失も含んでいる。

「結婚」は、人生におけるおめでたい出来事の代表ともいえよう。先のホルムズとレイの社会的再適応評価尺度では、この「結婚」を５０として他のライフイベントを点数化している。より正確にいうと、「結婚してから通常の生活に戻るのに要するエネルギー」を５０として点数化しているのである。結婚は、通常大きな生活上の変化を伴う。たとえば親元で暮らしていて親に家事の大半をしてもらっていた人が新婚夫婦ふたりでなんとかしなければいけない生活になる。経済的にも自立せざるを得なくなる。親に精神的にも頼りにくくなる。ひとり暮らしで何時に寝ようと起きようと、あるいは何を食べようと差し支えなかった人が、もうひとりの人の生活ペースを考慮しなければならなくなる。自分にとっては当たり前だった習慣が、相手には全く当たり前ではなく、いちいちすり合わせが必要になる。これは、親元での生活の喪失であったり、気楽なひとり暮らしの喪失であったりするということである。結婚は親から独立して、社会のなかで責任あるひとつの世帯を持つということである。そこにはこれまでの生活の喪失があり、当たり前だったことを手放し、相手と新たな生活を築き直すというプロセスを伴う。この自覚なしに結婚してしまうと、つまり、ある種の対象喪失を伴うという覚悟なしに結婚してしまうと、結婚しているのに親に心理的・

社会的（経済的）に依存し続け、あるいはどちらかがこれまでのやり方を押し付けるなど、ひとつの世帯を営むことに伴う夫婦の葛藤に際して、容易に困難をきたすことになる。

ちなみに先述した社会的再適応評価尺度には、この項目に入るものとして結婚50点の他、失業47点、退職45点、といった出来事があげられている。家族の死と同じ点数である63点の「拘禁や刑務所入り」も、環境・地位・役割の喪失ともいえる出来事であろう。

さて、小此木は愛情や依存の対象を失うことの3番目に、「対象としての自己の喪失」、すなわち「自分の誇りや理想、所有物の意味をもつような対象の喪失」をあげた。ここには、

・アイデンティティの喪失（例：戦後の急激な思想の変化）
・財産の喪失（破産など）
・能力・地位・部下の喪失（降格・退職など）
・身体的自己の喪失（病気・怪我・手術・死）

が入ってくる。一見してわかるように、この項目は2番目の「住み慣れた環境や地位・役割・故郷などからの別れ」と重なるものが多くある。地位や役割は、対象としての自己、すなわち「自分自身」という意味をもつ場合が多いからである。

「対象としての自己の喪失」の中で2番目の「住み慣れた環境や地位・役割・故郷などからの別れ」と重ならないのが、「身体的自己の喪失」である。病気や怪我に幸いにして縁がなくても、全ての人が直面するのが老化（aging）である。人は生まれてから成長し、成人になる。老化は常に進行し、やがて容貌の変化・身体機能の低下・精神機能の低下をきたす。そしてついには自己の最大の喪失である死に至る。身体的自己の喪失は単独で起こるのではなく、通常は愛する人の喪失・地位や役割の喪失といった多方面の喪失を伴いながら進行するので、高齢者の対象喪失が大きいことは想像に難くない。

先の社会的再適応評価尺度には、この項目関係では自分の怪我や病気５３点、失業４７点などが入っている。

以上、小此木による分類をもとに、対象喪失について説明した。ライフサイクルの進行に伴って、その局面ごとに現れてくる対象喪失について、あとの章において臨床例をあげて説明する。

二　外的対象喪失と内的対象喪失

本書冒頭から使用している「内的対象喪失」という用語は、前述の小此木が、対象喪失を外的なものと内的なものに分けて論じた際に使用した用語である。外的対象喪失とは、実在するものが失われることである。すなわち、対象喪失といった場合に、通常は外的対象喪失のことをさしている。大事な人が亡くなること。離別すること。大事な物が壊れる。住み慣れた家・地域から離れなければならない。退職して職を失う。学校を卒業してその学校から離れる。大怪我や手術で身体の一部を失う。これらはすべて外的対象喪失である。

一方、内的対象喪失は、実際にはまだ対象は存在していても、その人の心の中では失っている、あるいは失いつつある状態である。たとえばクラスメイトで隣の席に座っている人を好きになって告白したとする。たとえ恋愛感情はない、と振られてしまっても、クラスメイトであることは変わりないし、明日からも隣の席にその人はいる。つまり、外的対象喪失はおこっていない。しかし、恋心を寄せる対象としてのその人は失われてしまう、つまり内的対象喪失がおこる。

通常、外的対象喪失がおこる時は同時に内的対象喪失もおこる。実在が失われ、心のなかの対象も失われる。しかしこれが片方だけおこったり、時間がずれることもある。内的対象喪失だけがおこる例として、先の失恋をあげた。身内が亡くなった時、亡くなったことは頭ではわかっているが実感を伴わない、というのは、外的対象喪失だけが先行している例である。大事な人が亡くなると、近い身内ほど葬儀の手配などで突然多忙になる。そうした最中は全く喪失の実感が無かったのが、葬儀が終わって弔問客が去ってから、あるいはずっとあとになってから、じわじわと喪失が身に染みてくるという場合には、あとから内的対象喪失がおこっている。

心療内科臨床では、外的対象喪失はおこりながら、内的対象喪失がついていっていないケースにもしばしば遭遇する。心が対象喪失を認めていない状態である。これは心身にさまざまな影響を及ぼすことになる。その具体的な例は第十三章に示す。

第二章　ライフサイクルの精神分析理論

さて、内的対象喪失を論じるにあたって、ライフサイクルの理論を概観しておきたい。内的対象喪失は人生の段階・プロセスと深くかかわって出現してくるからである。

ライフサイクルの理論といえば、精神分析家であったエリック・エリクソン（Erikson, E.H.）によるライフサイクル論が知られている。エリクソンのライフサイクル論は、わが国の臨床心理学の領域であまりにも有名で、エリクソンと言えばライフサイクル論、と常識のレベルで知られている。しかし彼が精神分析家であることは知らない、ということは珍しくない。

このエリクソンのライフサイクル論のベースには、フロイト（Freud, S.）による精神・性的発達論があるので、まずはそちらから示していく。

一　フロイトの精神・性的発達論[4]

フロイトは、人間の精神生活を支配する無意識的動員として、幼児期からの性的衝動（リビドー）の発達を重視した。リビドーの源泉となる身体部位として、口・肛門・性器をあげ、これらの部位への関心や満足に一定の順序があると考えた。

最初の段階は、おっぱいやミルクを吸う口唇および口唇粘膜等にリビドーが集中するとする口唇（口愛）期である。

次の段階は肛門期である。この時期は最初は大便の保持と排出に伴う肛門快感と結びついており、ついで大便そのものを対象とするという。この時期、大便を保持して適切な時に排出するというトイレットトレーニングの段階で、母親（社会）の要請に従うかどうかの葛藤がおこる。

3番目の段階は男根期である。この時期の幼児にとって性器は男根だけで、女性器の存在は知られていない。そこで男根をめぐる葛藤が出現するのが有名なエディプス・コンプレックスである。男根期は、別名エディプス期ともよばれる。

エディプス・コンプレックスとは、男根期に、男児が父親を排除して母親と結びつきたいという願望を持ち、しかしそれを実現すると父親に罰せられる（去勢される）という不安（去勢不安）を持つというものである。精神分析では、この時期をそれまでの母親との二者関係が主体の時期から、父親という母親との間に介在する第三者が心的に明確に登場する時期として重視している。男児はやがて、エディプス願望を抑圧し、同性の親と同一化するようになる。

続いての時期は潜伏期である。この時期は幼児性欲の時期が終了して表向きリビドーが沈静化する時期である。それは内部に蓄えられて、その後の性活動への蓄えとなる。

そして、フロイトの精神・性的発達論の最終段階は性器期である。これは思春期に始まる成人の性活動であり、これまで口・肛門・男根とばらばらだった部分衝動が、性器愛に統合される。

二　エリクソンのライフサイクル論

精神分析家であったエリック・エリクソンは、フロイトの精神・性的発達論を踏まえて、乳児期から老年期に至る8段階からなる、独自の心理社会的な視点からのライフサイクル論を提唱した[5)]。それは、「漸成」と訳される（epigenesisis）、発生学から得た用語による概念を下敷きにしている。この有機体の成長に関する原理、漸成的発達とは、胎児の身体的諸器官が一歩一歩段階を踏んで成長するということを踏まえて、エリクソンは心理社会的な発達を考察した。これは、「ライフサイクル、その完結」の中で次のように説明されている。

「ここで我々が最初に認識しておくべき最も重要なことは次のことであろう。健康な子どもは、適切な導きを得れば、意味ある諸経験の継列の中で、漸成的な発達法則に沿った発達を順調に遂げていくと信頼して差し支えないこと、またこれらの発達法則は、次第に数を増す他者や彼らを支配する社会的慣習との間に意味ある相互作用を成し遂げる潜勢力を、子どもの中に次々と生み出していくものだということである。」[6)]

エリック・エリクソンは、アイデンティティの形成は生涯にわたるものとし、誕生から死までのライフサイクルを8段階に分けた。そして各段階にはそれぞれ健康なパーソナリティを構成する要素と、対立する心理的危機があるとした。エリクソンは80歳でさらにその考えを発展させ「ライフサイクル、その完結」を出版した。そして92歳でエリックが死去してから3年後に、夫人のジョウン・エリクソン（Erikson. J.M.）がその増補版を出版し、エリック自身が当初から修正の必要があると考えていたという第8の段階に続く、最後の段階である第9の段階を提示している。

さて、このようなエリクソンによるライフサイクル論であるが、その第1の段階は、フロイトによる発達理論の口唇（口愛）期にあたる、乳児期である。この時期赤ん坊は抱かれ、養育者からおっぱい・ミルクをもらい、欲求を満たしてもらう。エリクソンはこの時期を、口唇から母乳やミルクを取り入れる段階にあり、後に与える者となるために、まず与えられたものを受け取る時期であるとした。赤ん坊はニーズをくみ取られ、満たしてもらうことによって、この世界は基本的に大丈夫という安心感を獲得するわけである。これは、養育者と自分に対する信頼である。エリクソンは、この生後最初の健康なパーソナリティを構成する要素を「基本的信頼」の感覚とした。

一方で離乳や母親側の要因などさまざまな状況によって剥奪された感じ・引き離された感じ・見捨てられた感じも必ずおこり、それは「基本的不信」という残留物を残すが、基本的不信より基本的信頼が上回ることが大切であるとした。

第2の段階は、「幼児初期」、フロイトの発達理論では肛門期にあたる、トイレットトレーニングの時期である。この時期は肛門括約筋を調節して「保持」と「排除」をコントロールする、「自律」がテーマの時期となる。その失敗は「恥と疑惑」であるとした。

第3の段階は、フロイトの発達理論「男根期」にあたる「遊戯期」である。この時期のテーマは「自主性」であり、対立するのは「罪の意識」である。

第4の段階は、フロイトの発達理論では潜伏期にあたる「学齢期」である。小学生にあたるこの時期、性欲はいったん影をひそめ、勉学や同性の仲間との交流が活発になる。この時期のテーマは「勤勉」であり、それが失敗することは「劣等感」となる。

第5の段階は、「青年期」、フロイトの発達理論では、局所に分かれていたリビドーが性器統裁される最終段階、「性器期」の時期となる。青年期の発達課題は「アイデンティティ」の感覚を得ることである。「アイデンティティ」は、「自我同一性」と訳されてきた。日本では中学生頃からにあたるこの時期、自分が何者で、何を志向しどうなっていきたいか、というひとまとまりの自分の感覚を持つことが課題となる。これができない状態を「アイデンティティ拡散（自我同一性拡散）」と呼んだ。

そしてこのあとは、フロイトの精神・性的発達論には登場しない段階になる。エリクソンは、人が生涯発達し続けるものとしてこのあとの段階も記述している。第6の段階は「若い成人期」である。若い成人期のテーマは対人的な「親密性」である。親密性とは、異性との親密性だけでなく、あらゆる他人との親密性、ひいては自分自身との親密性を指す。「親密性」と対立するのは「孤立」である。

続いて第7の段階、「成人期・壮年期」がやってくる。成人期では「ジェネラティヴィティ（generativity）」が発達課題となる。「ジェネラティヴィティ」とは、エリクソンによる造語で、「生殖性」「世代性」「生産性」などと訳されてきた。

生殖性と言うと、子どもを産み育てること、と理解しやすいものである。しかし、エリクソンはこのジェネラティヴィティという用語をもっと広い意味で使用している。すなわち、「次の世代を確立し、導くことへの関心」であり、創造的な営み、何かを次世代に伝えるという意味で、この用語を用いている。さらに、単に子どもがいるというだけでは、この課題を達成したことにはならないことも述べている。この発達課題をクリアできない状態は「停滞」「自己陶酔」である（途中で変えている）。

そして第7の段階の次は、成熟期・老年期の第8の段階である。第8の段階の発達課題はインテグリティ（integrity）である。この用語は統合と訳されることが多いが、人格の高潔な状態を表す用語ということである。人生の後半で、自分の人生を受容できるか、これまでの人生がそこそこ良かったという感覚を持てるかどうか。持てることが大事であり、そして、そのインテグリティに到達できるのは、何らかの形で物や人を世話してきた人であるとエリクソンは述べている。「インテグリティ」の失敗は「嫌悪・絶望」である。

人は、突然老人になるわけではない。老年期に幸せであるかどうかは老年期だけでなく、それまでの生き方が反映されてくる。エリクソンは、そこで、何かを世話してきたということこそが、自分の人生の受容に重要であると考えた。

第8の段階は、当初のエリクソンの理論では最終段階であった。しかし、自らが高齢になるに従い、エリクソンはライフサイクルの最終段階についての考えを発展させていく。そして80歳で「ライフサイクル、その完結」を刊行し、さらに92歳で死去の後、エリック・エリクソンとともにこの理論を考察してきた夫人のジョウン・エリクソンが、第9の段階を含んだその増補版を出版している。

ここで夫妻は、高齢に至ることとの対象喪失を語るとともに、第7の段階である成人期・壮年期に重視された、何かを伝える・育てる・世話するという行為がある限り、希望があることを述べている。各発達課題の達成が、いかに最晩年に影響を与えるかについても論じている。

このライフサイクルの理論は、70年を経ようという今も、人の人生への理解を深める概念である。

第二部ではまず親の愛情をめぐる内的対象喪失が心身症状とかかわっている例を取り上げる。そこからこのライフサイクルごとの内的対象喪失を順に考察していきたい。

第一部・文献

（1）小此木啓吾：対象喪失―悲しむということ―．中央公論新社，東京，1979
（2）Holmes, T.H., Rahe, R.H.: The social readjustment rating scale. J Psychosom Res 11 : 213–218, 1967

（3）河野友信，石川俊男編：ストレスの事典，ホームズの理論．１６—１８頁，朝倉書店，東京，２００５
（4）小此木啓吾編集代表：精神分析事典，精神・性的発達．２７３頁，岩崎学術出版社，東京，２００２
（5）エリック・H・エリクソン（西平直，中島由恵訳）：アイデンティティとライフサイクル．誠信書房，東京，２０１１（Erikson, E.H.: Identity and the Life Cycle. International University Press, New York, 1959）
（6）エリック・H・エリクソン，ジョウン・M・エリクソン（村瀬孝雄，近藤邦夫訳）：ライフサイクル、その完結（増補版）．みすず書房，東京，２００１（Erikson, E.H., Erikson, J.M.: The Life cycle completed –a review –expanded edition. W.W. Norton & Company, New York, 1997）

第二部

親の愛情をめぐる内的対象喪失と心身症

相手にこうであってほしい、あるいはこうあるはずだ、と強い希望を持ちながら、相手がそうでない、期待と違う、という状態もまた一種の内的対象喪失である。

そして、相手にこうであってほしいと願い、そうでない現実に直面して最も傷つくのは、相手が母親の場合であろう。「はじめに」であげた、過食症のBさんもそうであった。著者は長年女性の精神療法を行っているが、少なくとも娘にとって、母親が思ったような母親でないという問題はしばしばおこり、そして中核的な問題である。それは思春期・青年期だけの問題ではなく、中年以降の女性からも聞くことが珍しくない問題である。

内的対象喪失の臨床の中で、まずこの親の愛情をめぐる内的対象喪失、特に子の側からの親への期待をめぐる内的対象喪失について論じたい。子どもが親の愛情を必要とすることは、論を待たない。子どもは親からケアされることを必要とする。過去には、子どもへの虐待といえば身体への暴力である身体的虐待ばかりが連想されていたが、近年は、親からの保護の極端な不足であるネグレクトが、社会的問題として注目されている。これは、適切な養育を欠くことで、栄養や清潔を欠く、病気になっても病院に連れていかないなどであるが、買い物の間、真夏の暑い車の中に放置して熱中症で死に至らしめたり、家に閉じ込めたまま放置して死に至るという悲惨な事件もネグレクトの範疇である。前者はそれが虐待にあたるという意識が無いまま、「寝ているから寝かせておこう」といった無知による悲惨な結果であることもある。また、しばしば「馬鹿」などと罵倒したり、「あんたなんかうちの子じゃない」などと子どもの心を傷つけることを繰り返し言うことは、心理的虐待という虐待の一種である。さらに、子どもへの性的行為などの性的虐待を含む4つが児童虐待と定義されている（厚生労働省）[1]。これらが子どもを大きく傷つけ、後々心身に影響を及ぼすことは周知のことである。

しかしここで取りあげるのは、そうした極端なケアの欠如や虐待ではない。親の側からすれば、十分に食べさせ、清潔を保ち、教育も受けさせ、むしろ他の家庭より愛情を注いで育てたと考えている場合もある。すなわち、周囲からみれば、子どもに対象喪失がおこっているとはわからないような状態である。

子どもは親に対して、当初自分の親を理想的な親であると錯覚し、そしてそうではない現実に直面する。これは大なり小なりすべての親子においておこり、健全な発達では子どもはそれを通じて思い通りにならない現実を受け入れていく（これについては第四章で詳しく述べる）。しかし、それが健全な範囲ですまずに、子どもにとって大きな問題となることがある。

親の愛情をめぐる内的対象喪失が心身症状とかかわっている例として、「はじめに」であげた神経性過食症のBさん、そして多様な身体症状を呈したCさんの例を見てみたい。

第三章　満たされない愛情と心身症状

一　満たされない愛情と神経性過食症

Bさんは初診時、３０歳代の女性である。

２０歳代後半のときやせたいと思い、サラダとクラッカーのみの食事にしたところ、1年間で体重が５０kg台から３０kg台に減少した。これではいけないと思い、甘い物を食べるようにしたところ、何か食べ出すと止まらなくなった。1か月後には胃が痛くなるまで食べるようになる一方、普段は何も食べられなくなったため、いくつかのクリニックを受診後来院した。初診時の体重は４３kg。1日排便がないと5kg太った気がするということであった。

著者が外来医を担当するまでの数か月の通院を経て体重は標準体重前後になった。しかし、食事は一日一食、口にものを入れ始めると止まらず、その後すべて吐かないと気が済まないと述べられた。できれば一生ものを食べたくない。持続的な摂食への没頭を特徴とする過食エピソードが毎日出現し、一方で強い肥満恐怖・やせ願望からその後は嘔吐と絶食をもって太ることを防ごうとしていた。

JCOPY 88002-591

過食をやめたい、と希望していたがそれは「過食をやめてやせたい」という希望であり、健康を志向する真の治療動機ではなかった。

外来治療開始後も、朝から何も食べず、夜は過食・嘔吐するという生活が繰り返された。

一般外来の中で少しずつ背景を聞いていくなかで、幼少時、親は病弱な兄弟に手がかかっており、Bさんはしっかりした手がかからない子どもとして扱われていたことがわかってきた。母親に対して強く愛情を求めているが、うまく表現できず、母親もうまく愛情を示すことができなかった。母親に会うとそれが刺激になって、過食・嘔吐は増悪した。治療経過中に妊娠・出産し、一時通院を中断した。

3年後に通院を再開した時の主訴は抑うつとイライラであった。子どもは幼稚園に入り、自己主張もするようになっていた。Bさんは子どもが自己主張するたび、「自分は親に何でも従ってきたのに」とイライラしていた。思わず強く叱ると、夫の親は可愛そうだと言って止める。そういったこともイライラを増幅させる要因となっていた。

Bさんは子どもをきちんとしつけることに熱心であった。一方、子どもが甘えてくることにはうまく対応できないようであった。子どもを抱きしめることは気持ちが悪くてできないと言う。聞くと、Bさん自身が母親に抱きしめてもらった記憶がないと

JCOPY 88002-591

いうことがわかった。また、子どもに何か課題を課した際、できたときにほめるということが難しく、子どもが何かができても、よくできたねとほめるのではなく、じゃあ次はもっとできるはず、と要求は高くなるばかりであった。一方で、それは自分が母親からされていたことであり、今でも何をどれほどしても自分がよくできた、十分やったとは思えないことが話された。

Bさんの過食・嘔吐は、周囲が思い通りにならないなか、自分の体だけは思い通りにしようとする必死の試みのようであった。何をどれほどやっても自分がよくできたと思えないという自己評価の低さのなか、「やせたね」と言われることは数少ない優越感を得られる体験であった。過食・嘔吐で自己をコントロールすることで、子どもをそれ以上コントロールすることから子どもを守ることはできていたのかもしれない。

Bさんが過食・嘔吐を手放すためには、母親に愛してほしかった、愛してほしい自分を認め、しかし母親は自分が希望するような愛情は与えられないことを受け入れ、弱い母親を受け入れて理想通りにならない自分も家族も受け入れる…、すなわち母親も自分に関しても、理想は得られないという内的対象喪失を認め、喪の仕事をする、という必要があると考えられた。

しかし、Bさんは再三の勧めにもかかわらず、決して精神療法を始めたいとは言わなかった。それどころか一般外来も、なかなか規則的に受診することが難しく、時々現れてはその時困っていることを話していくばかりであった。

二　満たされない愛情と多様な身体症状

Cさんは初診時20歳代の、多種多様な身体症状に悩む女性であった。

中学生の頃、言葉でいじめられてから、めまいなどの身体症状が出現するようになった。大学に入学後、外出時の下痢腹痛をはじめとする身体症状が悪化し、心療内科を受診して薬物療法に加えて精神療法を希望された。

Cさんの家庭は強い祖父に皆が仕えるような環境であったという。父親は神経質ですぐ怒鳴り、母親は家のことで苦労し、Cさんが子どもの頃はしばしば家出をしていたという。

Cさんは、あふれるように話したいことがたくさんあるなかで、特に母親にもっと自分をわかってもらいたいという気持ちがはっきりしていった。自分の気持ちが理解されないと強く感じる状況があるたび身体症状が悪化した。母親にお会いしてみると、母親自身が環境と、そしておそらく元々の性格から気持ちに余裕がなく、Cさんと同様にあふれるように言いたいことがあり、Cさんの立場で考えるということは非常に難しいことがうかがわれた。Cさんの精神療法では、求めても思ったように理解されないという喪失を認め、それを悲しむという「喪の仕事」をしていきたいところであったが、Cさんは自分の心に向き合うより、あくまでも母親に変わってほしいと望むのであった。

Cさんは、思うような母親が得られない、無い、失っているという内的対象喪失状態にある。しかしそれに気づいていない、あるいは否認している状態であった。それは、自分が求めているものがそもそも無いものであると認めることがあまりにも辛いために心が拒否している状態といえる。しかし、残念ながら、無いものを求めても、得られることは無い。無いものを求め続ける以上、心の安らぎはない。Cさんは精神療法が進むうちにうっすらとそのことに気づいてくる。そして母親に変わることを求めるのではなく、自分が現状を受け入れるしかないのかもしれないという考えが頭をかすめると、「寂しい」という感情を体験するようになった。しかし、その寂しさは耐えがたく、容易に、母親こそ変わってほしい・母親が変われるはず、という心性に引き戻されてしまうのであった。

無いものを求め続けるという心性はどういうものであろうか。精神分析理論は、無いということを認めるためには心理的発達上、ある程度の段階に達していることが必要であることを示している。それは乳幼児期に遡る。次にそれを見ていこう。

第四章　乳幼児期と内的対象喪失

一　乳幼児の心理的誕生―マーラーによる理論―

マーガレット・マーラー（Mahler, M.S.）は、小児科医から精神科医になった医師で、乳幼児を観察することによって、生後直後から3歳頃までの乳幼児の心の発達を理論化した。1975年の著書「乳幼児の心理的誕生」[2]では、その理論を詳細に記述している。

マーラーの理論は、一般に「分離個体化理論」として知られ、正常自閉期（生後約4週間）、正常共生期（生後2〜4、5か月頃）、分離個体化期（生後4、5か月頃〜）からなる。分離個体化期はさらに、①分化期（4、5〜8、9か月頃）、②練習期（9、10〜15か月頃）、③再接近期（14、15〜24か月頃）、④個体化の確立と情緒的対象恒常性の始まり（24か月頃〜）からなる[2、3]。

マーラーは、生後4週間までは乳児は母子一体状態にあり、自閉的で母親を認識しない期間として、これを「正常自閉期」とよんだ。さらに、生後2か月目から4、5か月目頃は母親をぼんやり認識するものの、母親と同じ殻の中に包まれていると考え、「正常共生期」と名付けた。このマーラーの理論における正常自閉期と正常共生期につ

JCOPY 88002-591

いては、今日ではダニエル・スターン（Stern, D.N.）の理論[4]をはじめとし異論が主流である（42頁、用語解説参照）。しかし、マーラーによる分化期以降の分離個体化理論は、今も精神分析的人間理解に意義が大きい。

分化期は、生後4、5か月から8、9か月頃の時期にあたる。しっかり首がすわると周りを見回すことができる。はいはいが始まると自ら移動が可能になり、腰がすわれば三次元空間が展開する。抱かれた状態で母親を他人と見比べる。能動性の喜びが生じ、孵化（hatching）という状態になる。この時期、母親と他人の区別がはっきりできることによりいわゆる人見知り不安が生じる。

練習期は生後9、10～15か月頃の時期である。ハイハイからつかまり立ち、伝い歩きが可能になり、飛躍的に自分から動けるようになる。すなわち、自らの意志で母親から離れることができるようになる。自己の芽生えであり、分離の初期の段階である。能動的に母親から離れることができるが、周囲を探索すると母親のところに戻ってきて「心の（情緒的）燃料補給」をする。

その次の段階が再接近期という、重要な、そして難しい時期である。生後14、15～24か月頃のこの時期、母親との一体感も万能感も薄れて、不安感も出現し、自分から母親に接近する。一方で母親の干渉と侵入を拒否し、自律と依存のジレンマに陥る。見捨てられ不安も出現する、「再接近期危機」である。

一、二歳くらいの小さな子どもが「イヤ、イヤ！」と言って母親を困らせているところは誰でも見たことがあるだろう。自分で靴を履く、と言って履けなくてかんしゃくをおこす。手伝おうとすると「イヤ！」と拒否する。この時期は「イヤイヤ期」という俗名があり、英語ではterrible two（恐るべき2歳児）という言葉がある。この時期は親にとって最も扱い難い時期である。小児科医で精神分析家のドナルド・ウィニコット（Winnicott, D.W.）は、この時期の母親は、「目に入れても痛くないほどかわいいわが子にさえ、殺意を抱く瞬間がある」と述べているという[3)]。つまり、この時期に子を憎いと思う瞬間があること自体は全く正常なことであるということである。健康な母親は、そういう瞬間があっても、概して根気よく、子の気持ちに共感しようとして対応する。それによって子どもは再接近期危機を乗り越えることができる。この時期はどの子も扱いが難しく、むしろそれは正常の発達であり、そして一時的なものであることを知っていると、母親はより対応しやすくなるであろう。著者が大学で社会人の学生さんにこの話をした時の反応の多くに、「子育て時代に知っていたら良かった」というものがあった。「そうしたらもっと余裕を持って対応できただろう、ヒステリックに叱らずにすんだかもしれない」といったものである。

多くの母親は時に感情的になりながらも、全体としては何とか対応できるものだが、なかには母親自身の状態によって、それがうまくできない場合がある。マスターソン

(Masterson, J.F.) は、再接近期に母親が子どもの自立を喜べず、複雑で否定的な反応を示すと、子に見捨てられ抑うつ (abandonment depression) が生じ、境界例の中核病理になると論じた[5]。子どもが自分自身の意志を持って駄々をこねるということが「コントロールできる従順な子どもの喪失」で、母親にとって重大な「内的対象喪失」になってしまうような場合はこれにあたる。自己主張・自立すると母親に見捨てられるという状況では、ウィニコットのいう「偽りの自己 (false self)」[6]も発展しやすいことになる。

再接近期を経て2、3歳になると、個体化が確立し、母親が不在でも、内的イメージの存在によって、つまり「情緒的対象恒常性」が確立することによって耐えられるようになる。

＊用語解説1：スターンによる乳児の自己感の発達[4、7]

精神分析医であり、発達研究者であるダニエル・スターン (Stern, D.N.) は、乳児の観察から、乳児の社会生活における主観的体験を記述するのに、自己感 (the sense of self) という概念を用い、それが次第に出現して発展していくとした。出生後最初の8週間では、ひとつの知覚様式で受信された情報を別の知覚様式へ変換する「無様式知覚 (modal perception)」が中心となる、「新生自己感」が出現するとした。続いて生後2～6か月頃では、単一で一貫した身体単位としての自己の感覚と、同時に、自分が他者とともにあることを体験し始める「中核自己感」が芽生える。さらに、生後7～9か月頃になると、乳児は、自分にも他者にも心があることを発見し、間主観性（intersubjectivity）の共有が可能になってくる。7～15か月頃が「主観的自己感」の時期となる。ここでは、まだ言語を使用できない乳児が母親と情動状態を共有する方法として、情動調律（affect attunement）という情緒的相互交流のパターンが生じるとした。そして生後2年目に入ると、言語が使用できるようになり、他者との意味の共有や、自己に関する客観的な理解ができるようになる。これが「言語自己感」の領域である。スターンは当初のこれら4つの自己感に加えて、後に第5の自己感として、自分史を語る能力とともに始まる「物語（narrative）自己感」を提唱している。

スターンの理論は、従来精神分析で主に成人の患者が臨床で語ることから理論構成されてきた乳児「臨床乳児（clinical infant）」と、発達心理学による乳児の直接観察によって描かれる「被観察乳児（observed infant）」の統合を目指したものである。

二　喪の仕事に必要な抑うつ態勢—対象関係論による乳幼児の心の発達[8～10]—

英国のメラニー・クライン（Klein, M.）は、人の心の発達に関して、精神分析的に大きな理論構築をした。

精神分析はフロイトに始まり、娘のアンナ・フロイト（Freud, A.）がそれを継承・発展させるとともに、フロイトの多くの弟子をはじめとして、さまざまな方向に発展していったのだが、その一人、メラニー・クラインは、アンナ・フロイトと同時代に、アンナ・フロイトの自我心理学とは異なる方向で、独自の理論を発展させた。これは対象関係論とよばれる。

クラインは、赤ん坊は生まれた時から、内的に母親とは別の存在であると想定した。生まれて間もない乳児は、穏やかに授乳を受けているか、眠っているか、あるいは泣き喚いているか、といった状態である。この泣き喚いている時……空腹か、おむつが汚れたか、ほかにも何らかの不快で圧倒されている時、乳児は「破滅的不安」のなかにいるとクラインは考えた。乳児は、まだその「不快」が何であるか、特定できていない。なんだかわからない、しかし圧倒的な不安の中にいる、というわけである。この時乳児は、自分のなかの悪いものを外に排出し、良いものを保とうとする、とクラインは考えた。同時に自分を満たし満足させてくれるのは「良い」おっぱい、求めても満たしてくれないのは「悪い」おっぱい、と外側の対象も良いものと悪いものに「分割」してとらえるという。

こうして自分のなかの悪いものは悪いおっぱいに排出して攻撃し、自分のなかの良いものを保とうとする……これを「妄想–分裂態勢（paranoid–schizoid position）」

と呼んだ。妄想-分裂態勢では、悪いものに迫害されるという「迫害不安」が出現する。乳児は当初母親の乳房を、心地よさや満足を与えてくれる良い乳房と、（おっぱいを与えてくれない）飢えや痛みなどの苦痛を与える悪い乳房とに分けて体験している。この時期の対象の認識の仕方は全体的ではない、「部分対象関係」となっている。

しかし乳児は間もなく、自分を満たしてくれる「良い」おっぱいも、自分を苦しめる「悪い」おっぱいも、実はひとりの母親の同じおっぱいであることがわかってくる。自分の内的世界も良い部分と悪い部分に分割するのでなく、ひとつのものとして体験するようになる。これは、「全体対象（a whole object）」という対象関係である。

自分が攻撃していた悪いおっぱいも、良いおっぱいと同一だということがわかると、良いものを攻撃していたという罪悪感・悔いがおこるという。良い対象を傷つけてしまったのではないかという喪失感、絶望感、抑うつを体験する。これは「抑うつ不安」とよばれ、この苦痛な情緒体験に持ちこたえていくことが、早期には分裂していた自己や対象の本格的な統合をもたらすという。これを「抑うつ態勢（depressive position）」とした。これは通常、2歳までに達成されるとした。

すなわちクラインは、乳児の心は妄想-分裂態勢から抑うつ態勢に発達していくと考えたのである。乳児は当初おっぱいを与えてくれる良い乳房（お母さん）と、与えてくれない悪い乳房（お母さん）が同じおっぱい（お母さん）と認識できない。しかし、心の発達につれて、それが同じ乳房（お母さん）だと認識できるようになる。快を与えてくれるおっぱいは良いおっぱい、与えてくれないおっぱいは悪いおっぱい、と対象を部分的にしか認識できない妄想－分裂態勢には対象喪失の痛みはない。与えてくれない悪いおっぱいはただ攻撃すれば良いだけだからである。

しかし心の発達が進んで自分に快を与えてくれる良いおっぱいも、与えてくれない悪いおっぱいも同一の母親のおっぱいであることに気づく抑うつ態勢になると事情は違ってくる。ここで、快を与えてもらえないことは満たされない、対象喪失の痛みとなる。つまり、対象喪失の痛みはある程度心が発達しないとそもそも体験できないことになる。

喪の仕事をするためには、この抑うつ態勢にある必要がある。

人の人生では、さまざまな刺激によって一度達成された抑うつ態勢はしばしば脅かされ、妄想－分裂態勢に退行する。さまざまな状況のなかでも、抑うつ態勢を維持することは、人の課題と言える。妄想－分裂態勢では心は迫害的な不安に満たされており、対象喪失を悼むことができない。

松木はその「不在論」のなかで、対象喪失を体験するためには、「考える機能」を軸として「対象の不在」が確実に認知されていなければ、対象喪失自体が体験できないことを論じている[11]。

つまり、自分の求めているもの、あると思っている、あるいはあると期待しているものが実はすでにない、と認識できることとそのものが心の達成と言える、ということである。

抑うつ態勢に到達できず、妄想‐分裂態勢の段階で心の発達が止まっている状態は、心を守る仕組みとして原始的防衛機制が優位になっている状態である。これについては第十二章で述べる。

先のCさんは、理想的な母親があるはず、というところから抜けられない妄想‐分裂態勢が優位な状態であったところから、精神療法の経過を経て次第に母親は変わらないのかもしれない、という現実を認識し、その寂しさを実感する抑うつ態勢の兆しが見えてきたところであったと考えられる。しかし、抑うつ態勢にとどまり続けることは心の痛みが大きく、やはり母親が理想的な母親になってほしい、と変わらない母親を攻撃する妄想‐分裂態勢に容易に戻っていたと考えられる。

三　ウィニコットによる「ほど良い母親」と「偽りの自己」の理論[6、12]
―心のなかの「自信の核」の発達と抑うつ態勢―

前項で、対象関係論では喪の仕事ができるようになるためには、妄想‐分裂態勢から抑うつ態勢に達していることが必要であるとしていることを述べた。それでは乳幼児はこの抑うつ態勢に、どのようにして至ることができるのであろうか。

イギリスの小児科医で精神分析家であるウィニコットは、乳幼児の心の発達について、母子関係に着目して理論展開している。その中で、脱錯覚（disillusion）は、錯覚（illusion）と対で論じている概念である。

発達早期の乳児は自分の必要としているものを母親に汲み取ってもらって与えられている。母親が感受性豊かに乳児のニーズに対応できる場合、乳児は母親の乳房をあたかも自分で創造したと錯覚するという。これを「万能の錯覚（illusion of omnipotence）」という。しかし、時間とともに乳児は脱錯覚を体験する。これはクライン学派のいう抑うつ態勢の通過に対応する[12]。つまり、乳児は生後しばらくの間の万能の錯覚状態から、脱錯覚して現実に直面するなかで、すでに最初の内的対象喪失を体験しているということになる。

ウィニコットは、乳幼児期の子どもの心の発達にとって、母親が子どものニーズにそこそこ敏感に対応できる、good enough mother であることを重視している。good enough mother は直訳すると「十分に良い母親」ということになるが、これは「とても良い母親」という意味ではない。完璧である必要はなく（そもそも完璧な母親な

JCOPY 88002-591

どいないし、むしろそうではないほうが良いとウィニコットは主張している）、「ほど良い母親」、つまり時々は共感に失敗したりしながらも、大体においては乳幼児のニーズを感受性豊かに汲み取って、対応できる母親である。そのような母親は、子どもの心にとって「促進的環境（facilitating environment）」となって、心の発達を促すことができる。

一方、母親が何らかの事情―自身の精神的病気、自身の発達的問題、性格、あるいは子育て中の環境など―によって、子どもにとってのほど良い母親・促進的環境になれなかった場合、子どもの心は「偽りの自己（false self）」を形成する。

乳幼児期に養育者（主に母親）によって促進的環境が用意され、心の発達が促される結果、いわば「自信の核」（著者の造語）ともいえる、自分は自分でそのまま存在していて良い、という感覚が醸成されると考えられる。

本書で論じている、母親を求め、諦められない内的対象喪失状態の娘たちの母親が、乳幼児期にはそこそこ乳幼児のニーズには敏感に対応できる母親だったのかという問題がある。赤ん坊のニーズには応えられるが、大きくなってきた子どものニーズには対応できなかったという母親もあろう。母親の非共感が、娘が成長してからの何らかの環境的な要因によるもので、母親自身の資質は敏感な感受性を持っているという場合は、子どもの根っこがしっかりしているので、立て直しもしやすい。しかしそもそも母親自身に共感のアンテナが立っていない場合、一貫して子どもにとっての促進的な環境になり得なかった場合には、娘に「自信の核」ともいえるものが育っていないことによって、抑うつ態勢への到達には困難が生じる可能性がある。

この自信の核ともいえるものが育っていない状態は、「自分が自分でいて良いと思えない」「生きていていいのかわからない」といった慢性的な虚無感、不全感として自覚されている場合も多い。

四　ボウルビイによる愛着理論、乳児の対象喪失―母性的愛着の剥奪―

ジョン・ボウルビイ（Bowlby, J.）による愛着理論は、今日の発達心理学の基本となっている重要な理論であるが、一般的心理学と臨床的力動論との間の溝を橋渡しするほとんど唯一の精神分析的理論である、と精神分析家で愛着やメンタライゼーションの専門家であるピーター・フォナギー（Fonagy, P.）は述べている[13]。

エリクソンが基本的信頼をフロイトの口唇（口愛）期に由来する、「与えられたものを受け取り、受け入れる能力」としているのに対し、ボウルビイは養育者に対する情緒的絆は、口唇欲求に伴う二次的欲求ではなく、人間の乳児は社会的相互作用に参加する傾向を持ってこの世に生まれてくると考えた。そして養育者との相互作用のために愛着を形成し、その人物を探索と自己高揚のための「安全基地」（secure base）として用いるとした。この「安全基地」の概念は、マーガレット・マーラーの「情緒的燃料補給」の概念と類似した概念であることが指摘されている。

ボウルビイは、愛着が剥奪される状況では、「抵抗」→「絶望」→「脱愛着」というプロセスがおこり、絶望の後には愛着対象を喪失したことを悲哀（mourning）する段階に入るとした。

ボウルビイによる愛着理論は後に愛着の安定性の規定因や愛着の分類研究、初期の愛着からのその後の発達の予測、といった研究に発展していった。愛着の安定性は精神病理に対する保護因子として働きうるということが知られている。

第二部・文献

（1）厚生労働省：児童虐待の定義と現状．https://www.mhlw.go.jp/seisakunitsuite/bunya/kodomo/kodomo_kosodate/dv/about.html（2019.5.21参照）

（2）マーラーM・S，パイン・F，Aバーグマン（高橋雅士，織田正美，浜畑紀訳）：乳幼児の心理的誕生―母子共生と個体化．黎明書房，名古屋，2001（Mahler, M.S., Pine, F., Bergman, A.: The Psychological Birth of the Human

Infant. Basic Books, New York, 1975）

（3）立木康介編著：精神分析の名著．乳幼児の心理的誕生．245—256頁，中央公論新社，東京，2012

（4）スターン・D・N（小此木啓吾，丸田俊彦監訳，神庭靖子，神庭重信訳）：乳児の対人世界　理論編．岩崎学術出版社，東京，1998（Stern,D.N.：The Interperonal World of the Infant：A View from Psychoanalysis and Developmental Psychology. Basic Books, New York, 1985）

（5）マスターソン・J・F（富山幸佑，尾崎新訳）：自己愛と境界例．星和書店，東京，1990（Masterson,J.F.：The Narcissistic and Borderline Disorders An Integrated Developmental Approach. Brunner/Mazel, New York, 1981）

（6）小此木啓吾，北山修他編：精神分析事典．偽りの自己．26—27頁，岩崎学術出版社，東京，2002

（7）小此木啓吾，北山修他編：精神分析事典．自己感．178—179頁，岩崎学術出版社，東京，2002

（8）小此木啓吾，西園昌久，岩崎徹也，牛島定信監修：メラニー・クライン著作集3．愛，罪そして償い．メラニー・クライン　躁うつ状態の心因論に関する寄与（1935）．21—54頁，誠信書房，東京，1983

（9）松木邦裕：対象関係論を学ぶ．クライン派精神分析入門．岩崎学術出版社，東京，１９９６
（10）小此木啓吾，北山修他編：精神分析事典．抑うつ不安．４７９頁，岩崎学術出版社，東京，２００２
（11）松木邦裕：不在論―根源的苦痛の精神分析―．創元社，大阪，２０１１
（12）小此木啓吾，北山修他編：精神分析事典．脱錯覚．３２５頁，岩崎学術出版社，東京，２００２
（13）フォナギー・Ｐ（遠藤利彦，北山修監訳）：愛着理論と精神分析．誠信書房，東京，２００８（Fonagy, P.: Attachment Theory and Psychoanalysis. Other Press, New York, 2001）

第三部

大人になるということと内的対象喪失

フロイトの精神・性的発達論では、乳幼児期である口唇（口愛）期と肛門期・男根期のあとに学童期にあたる潜伏期が続いている。これに呼応する形で、エリクソンのライフサイクル論では第1の段階「乳児期」、第2の段階「幼児初期」、第3の段階「遊戯期」、第4の段階「学齢期」となっていることは先に述べた。乳幼児期に続く学齢期も発達的に非常に大事な時期で、多くの心身医学的・精神医学的問題が生じ、主に小児科や児童精神科で多く対応されている。本書では次に、エリクソンのライフサイクル論の第5の段階「青年期」から第6の段階「若い成人期」にあたる、いわゆる思春期・青年期以降の内的対象喪失を考察していく。

第五章　思春期・青年期の親からの自立と内的対象喪失

一　ブロスによる青年期の発達理論

思春期・青年期は自立の時期として知られている。エリクソンのライフサイクルの理論では、第5の段階「青年期」であり、この時期の発達課題は「アイデンティティ（自我同一性）の獲得」となっている。

この時期における精神分析的発達理論として、ピーター・ブロス（Blos, P.）による理論があり、1980年代に皆川によって紹介されている[1)]。

ブロスは生物学上の変化である思春期pubertyと、思春期への心理的適応の過程であるadolescenceを明確に区別していることから、皆川はadolescenceをあえて青春期と訳してこの理論を紹介している。ブロスは青春期を、マーラーによる乳幼児期の分離個体化理論を踏まえて、第2の個体化の時期と主張している。子どもたちが経験する欲動・自我・超自我の変容と発達、これらに平行して見出される心的葛藤や対象関係の変化から、青春期を5つの時期に分けたこの理論は、思春期・青年期の子ども～青年の心と身体を理解するのに大きな示唆がある。そこで、ここでそのごく大まかな概要を紹介する。ここでは皆川にならって、そのまま「青春期」という用語を用いる。

ブロスは青春期を以下の5つの時期に分けた。①前青春期、②初期青春期、③中期青春期または固有の青春期、④後期青春期、⑤後青春期、の5期である。

①前青春期（preadolescence）

5段階の最初に位置づけられる前青春期は、フロイトのいう潜伏期と、これから論じる青春期の移行期、あるいは青春期の始まる時期とされる。この時期は第二次性徴1～2年前に身長体重の成長速度が急に速まり体型が不均衡となり、①これに伴い欲動が増加すること、②潜伏期に保たれていた欲動と自我の平衡に変化がおこること、

③退行と退行に対する防衛の交互出現，が特徴とされた。
フロイトの精神・性的発達論の潜伏期は，第二次性徴が始まる前の段階であるから，現代のわが国の初潮年齢10～14歳（日本産婦人科医会）という現状では，この前青春期は小学校4年生位からすでに始まっていることになる。

②初期青春期（early adolescence）
第二次性徴の発現後，初期青春期という段階に入る。外的には，子どもが両親から距離を置き始め，友人関係が前青春期以上に重要になる。内的には，幼児期の依存・愛情対象であった両親表象に備給されていたリビドーの脱備給が始まる。この時期，親由来である超自我は脆弱化し，同性との交友関係は，より親密な性的な興味を分かち合うような性質を帯びるという。しかしその対象関係は，相手を理想化した，自己愛的な対象選択である。この時期の課題は主に両親・特に母親からの精神的離脱と，親から与えられた超自我に変わる，自分なりの「自我理想」の確立である。早ければ小学校4～5年生からこの時期に突入することになる。

③中期青春期（middle adolescence / adolescence proper）
中期青春期は固有の青春期とも呼ばれる時期である。第二次性徴からの身体成熟が進み，性欲動は異性に向かう。この時期，両親からはさらに脱備給が進み，自己愛リビドーに変換されて，万能感はさらに高まる。自己を過大または過小評価し，現実見

JCOPY 88002-591

当識はさらに低下する。ほぼ中学生の時期にあたるといってよいであろう。

④後期青春期（late adolescence）

身体成熟である思春期が長骨骨端線の閉鎖をもって終わっても、心はまだ大人に到達しない。青春期が終結に向かうこの時期が後期青春期とされた。長骨骨端線が閉鎖するということは、身長の伸びが止まるということである。すなわち高校生位の時期にあたろう。中期青春期に続くこの段階の発達課題は、①自我機能と自我の関心が固有なものとして配列され安定すること、②葛藤領域外の二次的自立自我の拡大、③安定した男性性・女性性の確立、性器統裁の完成、④対象関係における自己および他者表象へのリビドー備給の安定化（対人関係の安定）、⑤精神の全体性の維持・防衛をつかさどる精神装置の安定化、と数多い。

⑤後青春期（post adolescence）

この後青春期が、いよいよ青春期と成人期の移行期にあたる、青春期の一部とも成人期の一部とも考えられる時期である。その発達課題は、両親からの精神的離脱、両性傾向葛藤の解消、自我理想の確立、性的同一性の確立などの発達課題を通過して精神構造（欲動―自我―超自我―自我理想）が強化固定されたのち、これらのパーソナリティの各部分間の調和統合を行うことであるという。

この理論を基礎にすると、いわゆる第二次反抗期（第一次は分離個体化のイヤイヤ期）は、小学校高学年頃から始まり、親由来の超自我をいったん脱して、中学生〜高校生頃には自分なりの自我理想を確立していき、大学生頃には自我理想が確立しているという発達が描かれる（用語「超自我」は第十二章参照）。

しかしブロスは、青春期に達成されるのは自我の恒常性ではなく、性愛態勢の変容と恒常性であること、自我の発達はこれをもって停止するわけではないことを注意喚起している。

心療内科臨床で出会う患者さんたちのなかには、青年期に親からの精神的離脱が十分に行われていないと思われることが少なくない。青年期は、ライフサイクルの他の各段階と同様に、突然現れるものではない。青年期に達成されるべきと考えられる課題を達成するためには、そこに到達するまでの、すなわち乳幼児期、学童期、その時期ごとの課題を通過している必要がある。エリクソンの言う基本的信頼、ボウルビイの提起した養育者との十分な愛着。青年期に親から精神的に離脱するためには、それ以前の段階での十分な依存が必要なのである。

次に青年期の心身症状に、親と子の関係・自立の問題が大きな影響を及ぼす例を見てみる。

二　親からの期待との狭間で

Dさんは専門職の資格を持つ20歳代の女性であった。

小さい頃、なりたいと思った職業を言ったところ、以来親からその職業につくものとして扱われるようになった。母親はふだんは優しいが、意に沿わないと突然切れてしまう人であった。幼少時、ほかの子にできてDさんができないことに、母親が失望して自傷したのを見て以来、いい子にしていようと心に決めた。

専門職養成の大学に入学したものの、動悸・吐き気・気持ちの落ち込み等の諸症状が出現し、心療内科通院を開始した。大学は無事卒業し期待された職業に就くことができたが、「職業と自分が離れている」「何も自分のものでない」「このまま終わってしまいたい」という気持ちになった。仕事を開始したが2か月で出勤困難となり休職した。主治医より精神療法を勧められ、著者を紹介された。

初回および4回の診断面接では、叩かれながら育ち、自分の意志より大人の期待をくむ生き方を早期よりしていたこと、親から叱られなくなった中学3年頃から、思ったようにできないと「自分を罰しなくては」と自傷行為が出現するようになったことがわかった。選んだ職業は親から期待され、ならなかったら勘当されると思っていたことなどが語られた。

週1回50分で、元の主治医が管理医となるA-T スプリット（split）（62頁、用語解説参照）構造の精神分析的精神療法を導入した。
治療経過全般を通して、親、特に母親の意向に沿う・沿わないは大きなテーマであった。親を喜ばせたいという欲求が先行したが、次第に自分の考えと親・他者の考えを区別するようになっていった。元の職業を自ら再選択し、精神療法開始後、約10か月にて職場復帰し、以後若干の波はありながらも適応していった。

＊用語解説2：A-Tスプリット（split）

Aは管理医（administrative doctor）、Tは精神療法医または心理療法士（therapist）の略である。投薬や休職・入院の判断などの医療的マネージメントを行う管理医と、精神療法（心理療法）を担当するセラピスト、つまりふたりの治療者がひとりの患者につき、それぞれの機能を発揮しながら連携して治療にあたる治療構造をいう。そうすることにより、管理医は医療的マネージメントに、セラピストは精神療法（心理療法）に専念することが可能になる。

Dさんは既に大学を卒業し専門的職業についており、年齢的・社会的には後青春期にあたることになる。つまり、両親からの超自我からは離れ、自分なりの自我理想をもとに、自分の考えで行動しているようであれば、順調な心理社会的発達を遂げていると言える。

しかし精神療法に現れた当初のDさんは、親の価値規範をそっくりそのまま受け継いでいると思われる超自我の支配下にあった。親の期待する職業につき、その行動は親の意向が最優先されて決定されていた。一方でそれがもたらす違和感は無視できないほどに大きくなっており、このまま終わってしまいたいと思うほどの虚無感を生み出し、仕事への不適応状態を生み出していた。

Dさんの幼少期のエピソードからは、母親が情緒的に安定して子どもを見守る態勢になかったことが推察される。Dさんは、子どもらしく安心してふるまうのではなく、母親が情緒的に混乱しないように「いい子にして」Dさんが母親を支えるという、役割の逆転が起きていたと言える。残念ながら、母親はウィニコットの言う促進的環境にはなれないでいたと考えられる。親が気に入るように振る舞わなければ親が壊れてしまうので、親の顔色を最優先にして振る舞うというのは、親の価値観をそのまま取り入れた超自我が形成されることを促す。親や大人が気に入るいい子でいる状態はウィニコットの偽りの自己の状態である。そうして育った子どもは、自分の意志を第一にすることができない。思春期（青春期）の自己を主張して親から離脱すべき反抗期もないということになる。そうして自分をまさに押し殺して職業選択まで至ったものの、その違和感が無視できないまでに大きくなり、症状化したと考えられる。

精神療法では、週1回、同じ曜日時間を確保する安定した構造のなかで、自分の本当の気持ち・意向はどこにあるのかを共に考えるプロセスを踏んでいった。実際の親は幼少期の子どもが感じていたほど脆くもなく、ある程度自分を主張しても壊れるわけではないことも実感されていった。子どもの側が親の安定を支えなければならなかった理不尽について、はじめは恨み・怒りの感情が出現する過程を経て、親（他者）に責任を帰するのではなく、自分はどうするのかという思考が進んでいった。

三　青年期の自立に際する親の側の困難

Dさんのケースを親の側から見てみたい。母親はDさんが小さい頃から、優秀な子どもに育てたかったようである。ほかの子どもができることができなかった時に母親が混乱してしまったエピソードから、子どもの成功は母親の成功を意味し、子どもができないことは母親自身の価値下げを意味していたことが推測される。Dさんの就職後はそれが昔の母親仲間との間でも自慢の種だったようである。自分と娘が同一視され、娘の成功は自分の成功、娘の失敗は自分の失敗と感じられていたようである。

そのような状態では娘が自分が思ったようにできないこと、思い通りでないことは母親にとって内的対象喪失となる。そもそも、娘は娘であって自分とは違う人格と意志を持つ別の人間であるということを認めること自体が内的対象喪失である。

子どもは赤ん坊であっても自分の所有物ではなく、別の人格である。それは当然のことであるようであって、案外忘れ去られているのではないかと、心療内科・精神療法臨床をしているとしばしば思う。赤ん坊の世話をするにあたって、子どもの気持ちになって世話をするということは必要である。しかし、それは子どもの気持ちを想像する、ということである。親が完全に子どもの気持ちを汲めているかどうかはわからない。親はその子ではないのだから。親は、時々共感の失敗をし得るということを認めることが大事であろう。そうでないと、結局親の思いを子どもに押し付けることになる。子どもにとって一番良いことを親が知っていると思ってしまうのは親の自己満足である。

健全な心の発達をしている子はそのような状況では、早々にいわゆる反抗によって親に反発する。しかし何らかの理由によって親の規範から抜けられない子は、親の期待をそのまま背負ってしまう。反抗したら親が壊れてしまうと感じて、親を無自覚に守っていることも多い。自分の出来不出来で親が混乱したのを目撃したDさんは、いい子にすることで親を守ろうとしていたのであった。

第六章　結婚と内的対象喪失（結婚するしない・配偶者の選択）

一　結婚・配偶者の選択をめぐって

親密な関係を作り、結婚するということはエリクソンの第6の段階「若い成人期」の課題でもある。しかし、結婚した後に、配偶者の無理解などを嘆く声を臨床のなかではよく耳にする。現代のわが国では自分の意志の働かないところで結婚相手が決められるなどということは滅多になく、出会いがいわゆるお見合いであれ友人知人を介してであれ、配偶者選択の最終的な決断は自分の意志でしているはずである。もちろん、本質的な性格が結婚前にはわからなかったということもあるだろうし、結婚生活が始まってから、負の部分が出てくるということもあるだろう。結婚は相手のそれまで見えなかった面にも互いに直面しつつ、すり合わせをしていく過程でもあろう。しかし、「こんな人だとは思わなかった」「こんなはずではなかった」という、あたかも外れくじをひいたかのような不満が出てくるとすると、それはどういうことであろうか。それは、意識的な配偶者選択の裏にある、自身の無意識的な動機に気づいていないからかもしれない。

精神分析的（精神力動的）な精神療法を行う時には、医学用語では診断面接、心理用語ではアセスメント面接とよばれる予備的な面接を行う。そこでは発症までの背景に加え、生育歴や家族歴を聞き、発症の力動的な見立てやよく使われる防衛・病態水準を見分け、力動的な精神療法の適応になるかどうか、支持的な介入がどの程度必要そうかなどの判断をする。配偶者選択の状況は必ず聞く事項のひとつである。それを聞くと、いかに配偶者選択がその人それぞれにとって必然であるかが納得される。権威的で強いお父さんから早く逃れたくて、父に負けないくらい権威的な男性と結婚してしまう女性。自信がない自分を支えてくれるかに見えた、見かけは自信たっぷりの、内面は自信がない空威張りする男性と結婚してしまう女性。エリクソンのいう親密性は、それまでの段階で各々の自我が統合された対等なふたりが関係を深めることであって、どちらかがぶら下がる関係ではない。

結婚は、成熟したふたりによる理想的なものであっても、さまざまなハードルを越えなければならない、内的対象喪失を含むものであることは第一章で述べた。結婚に伴って仕事を退職・転職したり、居住地が変わったりする場合はなおさらである。そのような変化は女性に多いが、この変化が後に子どもに対する態度に影響を与えうることに留意する必要がある。これについては第四部で述べる。

二　獲得の影にある喪失

ここまで述べてきて、結婚のような傍目にはおめでたい獲得にしか見えない事柄にもその裏に内的対象喪失が存在することがわかると思う。獲得の影にある喪失として、影響が大きいのは子どもを持つ場合である。第四部ではそれを見ていきたい。

第三部・文献

（1）皆川邦直：青春期・青年期の精神分析的発達論―ピーター・ブロスの研究をめぐって―（小此木啓吾編，青年の精神病理2）．43―66頁，弘文堂，東京，1980

第四部

親になること・親であることをめぐって

第四部では、親になること・親であることについて取り上げたい。これはエリクソンのライフサイクル論では第7の段階「成人期」にあたる段階である。一方で第7の段階は、次の第8の段階「老年期」の手前まで続く、中年期にもかかる段階、つまりかなり広い年代が含まれている。この世代について、順番に見ていきたい。

第七章　期待する子ども像をめぐる内的対象喪失と心身症（世代間伝達）

一　子を持つということをめぐって

わが国で少子化の危機が取り沙汰されるようになって久しい。ひと昔前には男性も女性も、適齢期といわれる年齢になれば結婚するものという暗黙の了解があった。昭和のある時期までは、自分で相手を探すまでもなく、結婚の機会は大抵、周囲がお膳立てして提供されたのである。それが現代では見合い結婚より恋愛結婚が上回り、結婚は「婚活」などと呼ばれる、積極的な姿勢なしでは難しいものになった。結婚はするもしないも本人の自由という時代になっているからである。結婚がほとんど必ずするものであった昔には、結婚したらすぐに子を持つのがこれも暗黙の了解であった。しかしその点も現代では自由になった。多くの夫婦が、結婚してもすぐには子を持とうとしない。しばらくふたりの生活を楽しみたいから、あるいは女性が仕事をこれまでどおり続けたいから、という理由がよく聞かれる。しかしそうした夫婦がずっと子どもなしで満足しているかというと、そうでもない。「そろそろ」と、結婚後数年してから子を持とうとしたところ、すぐに子を授からずに今度は「妊活」と呼ばれる不妊治療に入る女性・夫婦も珍しいことではなくなった。

「子作り」という言葉があるが、ここではあえて「子どもを作る」という表現をしていない。著者には、「子作り」という言葉自体が、妊娠出産という自然の営みを人為的にコントロールできるという錯覚による用語ではないかと思う。妊娠の成功に、卵子の数や質など、母体の若さが大きく影響することは産婦人科領域では周知のことであるが、意外と一般の人には知られていない。現在35歳以上が高齢出産の定義であるが、母体の年齢が若い20歳代の妊娠率が高いのは、人間が生物である宿命である。35歳を過ぎると流産のリスクも上がる。ちなみに男性も加齢により精巣機能が低下し妊孕能に影響する（日本産婦人科医会）[1]。多くの女性が職業を持たず、就職するのも伴侶探しであって、人生の意義が家庭にあった時代は、この生物としての年齢制限と女性の生き方は矛盾しなかった。しかし、多くの女性が職業にアイデンティティを求める現代、たとえば大学を卒業してすぐに結婚・妊娠・出産することは職業生活に大きな困難をきたすことが少なくない。しかし、職業生活を軌道に乗せ、30歳代半ばを過ぎてから簡単に妊娠できるかというと、できる人もいるができない人も増えることになる。自然妊娠が難しくても、不妊治療をすれば容易に授かるかというとそれも違う。片桐らは、日本産科婦人科学会２０１１年のデータより、３５歳以上における高度生殖医療技術において、治療周期あたりの妊娠率は１４・１％で流産率も高く、「生児獲得」率はわずか８・８％であることを紹介している[2]。学生時代の勉強も、仕事も、努力をすればある程度は何とかできることも多い。しかし、命はそうはいかない。何でも自分次第でコントロールできると思ってきた人にとって、妊娠したいと思ったときにできないということは大きな内的対象喪失になる。生物学的にはさほど不思議はないのであるが。片桐らは、子宮筋腫の手術治療を行った３８３人（２３〜５１歳）のうち、４０歳以上で挙児希望（子どもがほしい）の女性が８７人あり、そのうち未妊（妊娠成立に向けた試みがなされていないために妊娠していない、つまり不妊かどうかわからない）の女性が５５人（６３・２％）あったことを報告している。これらの女性は、仕事が忙しいからまだ妊娠しようと思わない、あるいは妊娠のパートナーとはまだ出会っていない、などと考えているという。片桐らは、いざ不妊が判明し不妊治療が開始となるも妊娠できない場合に、以下の３段階の心理があることを指摘している。

第１段階：不妊であることの意外性の受容困難
第２段階：不妊の受容、不妊治療に直面する苦悩、治療や妊娠成立の有無に対する不安（自然妊娠が難しくても不妊治療すれば妊娠すると思っていたものが、想像以上に生児獲得が困難であるという現実に直面した落胆）

第3段階：挙児が叶わなかったときの受容（子のいない生活と不妊治療がうまくいかなかったことの受容）

という3段階である[2]。内的対象喪失という観点からすると、このひとつひとつの段階がそれぞれ内的対象喪失であると言える。「高齢」（35歳で既に、である！）での不妊への直面、不妊治療をしても妊娠しない、という状況には、前段階にさらに3つの状況があると思われる。1つ目は、生物学的に明らかに20歳代が妊娠しやすいという事実を知らなかった場合。2つ目は、知ってはいたがどうにもならなかった、わかった上で他のことを優先していた、あるいは結婚・妊娠のチャンスがなかったという場合。そして3つ目は、知ってはいたが見ないできた、見て見ぬふりをしてきた、という場合である。1つ目の、知らなかった、ということはできるだけ避けられるように、本人というより専門家からの社会への発信が重要であろう。2つ目の、知っていたがどうにもならなかった場合は選択の余地がないので、諦めもつきうるのではないか。一考すべきは、3つ目の、知っていたが見て見ぬふりをしてきた、つまり心理的には抑圧や隔離の防衛を使用して直面を避けてきた場合である。20歳代の方が圧倒的に妊娠しやすいことを知っていながら、それを見ないでいるうちに時間がたち、

30歳代後半以降になって初めて不妊に直面した場合である。妊娠しないうちに時間がたったのは自分の選択の結果であるが、そのように思えるだろうか？　自責の念が強く生じて、内的対象喪失の喪の仕事が大変になるのではないかと気になるところである。

精神療法で出会う患者さんのなかにも、妊娠を希望している場合がある。いわゆる高齢出産の年齢にあたるEさんもその一人であった。どうしても子どもがほしく、不妊治療の不成功が判明するたびに大変がっかりしていたEさんに、どうしても子どもがほしい気持ちについて尋ねてみると、「理由はない。生き物だから、本能」ということであった。しかし話を聴くうちに、子どもさえできれば、今の問題（夫との葛藤、自分の抑うつ気分など）がすべて解決すると考えていることが明らかになっていった。それは幻想で、今の状態に子どもが生まれればさらに大変になるのではないかと指摘したが、それは全く耳に入らないようであった。Eさんは不妊治療を続けるうち妊娠することができ、安静にするために精神療法はいったん終了を希望され、終了となった。数年後、急にやめてしまったので一度きちんと振り返りをしたい、と面接に来て下さった。そして、「今の状態で子どもが生まれたらもっと大変になると思う、と先生が言っておられたけれどその通りでした」と述べられた。夫との葛藤も、気分も特に改善するわけではなく、そんななかで赤ちゃんの世話は待ったなしなので本当に大変で、地域のさまざまな援助を受けて、何とかやり過ごすことができているということだった。Eさんは「子どもが生まれればすべて解決する」という幻想が打ち砕かれる内的対象喪失を体験しつつ、それを受け入れることができているようであったことに安堵した。

子どもがほしいという動機に、自分を満たしてほしいという自己中心的な動機があるのではないかと思われることは珍しくない。人間はさまざまな自己中心的（自己愛的）な動機を持つので、子どもがほしいという動機のなかにそれが入ること自体は不思議ではないと言えよう。むしろ、それを自覚して、そのことが子どもの弊害にならないように留意できれば問題は少ないかもしれない。しかし、多くの場合、親の側の願望は自覚されていない。子どもは親とは異なる一人の人格なので、親の側の自己愛的な動機が大き過ぎると、子の固有の性質や願望にかかわらず、親の願望を子に押し付けることになり、子に負担がかかることになる。

二　子への期待と内的対象喪失

現代、少子化のなかで子育ては子を持つ親にとって最重要ともいえる関心事である。

巷には子育てに関する書籍や雑誌が溢れ、いかに優秀に育てるかというテーマでいっぱいである。

そこには、子ども本人を愛するが故の熱心さが現れている一方で、子どもという存在が親の分身として期待を背負わされるという側面がある。それが子の発達や志向・能力と相いれない時、子にとって大きな負担となる。先に述べた、親の自己愛的な動機が反映される状態である。親自身がかなえられなかった夢を子どもにかなえてほしい。あるいは、親自身が選び取ってきた道を子どもも選ぶことによって、親の生き方を肯定してほしい。子どもを持たないと一人前と思われないから。あるいは立派に子どもを育てて夫の家の期待に添わなければならない。仕事をやめてまで不妊治療に専念した末に生まれた子だから。経済的に恵まれた仕事・人も羨む結婚と優秀な子どもなど、すべてを手に入れた成功者でありたい……。純粋に子どものためと思われるような子への熱心さの裏に、こうした隠された親の願望が投影されうる。一見、親は子どものためを思って教育熱心にしているようであるが、その裏には自分の自尊心を満たす、あるいは過去の傷を癒すという動機が大きく働いている。多くの場合、そこには親の側の満たされない気持ち、すなわち内的対象喪失が基盤にある。このような場合に難しいのは、親本人はそのことに対して無自覚なので、行動を変えようという意志が働きにくいことである。著者が臨床場面で出会うのは、内的対象喪失を経験した親ではなく、その影響を受けた子どもであることが多い。著者が精神療法でお会いするのは概ね高校生以上の患者さんなので、子どもの側の話から、その背景を知るのである。時々子どもの問題をきっかけに親自身が相談にみえる場合がある。その場合は親自身を本人として精神療法ができ、子どものためにも、親自身のためにも、最も根本的なアプローチであると思われる。純粋に保護者として来訪された場合は、子どもの親としてより良く機能してもらえるよう親ガイダンスを行うが、「子どものため」という動機の背景に親自身の根の深い願望があることに親本人が気づくことは本当に難しい。それは厚い防衛で守られており、それを治療者が突き破ることは子どもを治療場面から遠ざけることに結びつきかねない。防衛を壊さない範囲で、親の不安にも寄り添い、親としてできることを提案し、子どもに対しては子どもの心を守るような心理療法的アプローチをすることになる。

子ども自身がすでに大人であることも多い。その場合は、精神療法を通して親がとってきた行動について、子どもの内的対象喪失の喪の仕事を共にしていくことになる。悲しみ・怒りを感じ、時間をかけてその悲しみを心に収めていくプロセスを共にするのである。

三　親の期待と子の世代の心身症状

この、親の期待という側面から今一度、先のDさんのケースを見てみよう。Dさんのお母さんがDさんを熱心に教育しようとしたのは、基本的にはDさんを思ってのことであろう。しかし、そこに親の自己愛を満たすためという動機が明らかにかぶさっている。だからこそ、他の子と比較して自分の子ができないことに混乱したわけである。第五章で述べたように、子どもの成功は母親の成功を意味し、子どもができないことは母親自身の価値下げを意味するようになってしまっていた。

親自身が自分のアイデンティティによって立つことができず、子どもの成功を自分のアイデンティティの拠り所にするようになると、子どもには過大な負担がかかる。子どもは親に喜んでもらいたいために頑張るであろう。親の期待が子どもの能力や志向と一致している場合はあまり問題にならない場合もあろう。しかし、先にも述べたように、その期待が子ども自身の志向や能力とは離れていた場合、子どもは自分のものではない親の期待をそのまま背負って苦しむことになる。反抗できるだけの親への信頼感が育っていて、反抗しても親が耐えうると思えば（それは無意識の範囲であろうが）思春期・青年期に入ったあたりで子は親の期待に添わなくなる。繰り返し述べているように、それは健全なことである。しかし、反抗したら親が壊れてしまうと感じている子は、反発を親には向けず、その無理な期待を自分に抱え込む。そしてある人は抑うつを、ある人は不安症状を、またある人は頭痛や過敏性腸症候群等の心身症状を発症することにつながりうる。

ちなみに、子どもではなく夫の成功を自分のアイデンティティの拠り所にすることもよく見られる。この場合は、夫に負担がかかりうるが、期待されることがむしろ自分のアイデンティティを支えることになるタイプの夫であれば、うまくいっている間はちょうど良いであろう。しかしひとたび夫が仕事で困難を抱えるようになると、それを妻に打ち明けることができずに苦しむ原因となる。

四　子どもを持つということの獲得的意味と内的対象喪失

第一章での対象喪失についての説明で、一般におめでたいと思われていることも対象喪失になりうることを述べた。何かを獲得することは、それに伴って何かを手放すことになることは多い。獲得と喪失を併せのんで、統合が得られるのであろう。

一般に子どもを持つということは、大いなる獲得と考えられている。

しかしながら、子を持つという幸せな体験には、それと一体の内的対象喪失が含まれていることはあまり公言されない。公言されないがそれを予感している現代女性が未妊（子を持とうとしない）という選択をしている場合もあると思われる。

妊娠出産という生理的一大事業に伴う困難はとりあえずわきに置き、無事出産した場合について考えてみる。無事出産した女性は多くの場合、まず病院・産院で、子にとって生物学的メリットの多い、母乳で育てるよう励まされる。比較的母乳が順調に出る女性は問題が少ないが、母乳の出が悪い場合はまるで母乳が出ないのは努力が足りない悪い母親であるかのようなプレッシャーを感じる場合もある。それは、それまでに社会人としての誇りある自分を築いてきた人にとっては特に、屈辱的な体験に成り得る。誇りある自分を内的対象喪失する体験である。

生まれた新生児は夜も昼もなく独自のサイクルで眠り、空腹となり、母親はこの時期大人としてそれまで確立してきた日内サイクルを手放して世話をする必要に迫られる。そこで乳児のリズムに合わせてこだわりなく自分のリズムを再構成できれば、比較的楽にこの時期を通過できるであろうが、大人としてのリズム、昼間は起きて活動し、夜に寝るという生活リズムにこだわると、あるいは他に世話すべき上の子などがいて、ある程度通常のリズムを守らざるを得ない場合、睡眠時間が足りずに心身不調を招きやすい。このとき、母親は大人としての自分の生活時間・生活リズムの喪失という内的対象喪失に見舞われる（容易に手放せる人はそれほど大人としてのリズムにこだわりがないので内的対象喪失になりにくいといえる）。

こうした新生児期に始まって、乳幼児期、学童期、母親は新しい体験に直面し続けることになる。3か月健診に首が座るか座らないかのわが子をやっとの思いで連れていき、もたもたしていると「そっちじゃないわよ！」と怒られたりする。

こうして新しい体験に見舞われ続ける母親にとって、一番のサポートは本来、同じ子の親である夫によるサポートであるはずである。直接育児ができなくても、慣れない育児に奮闘していることが共感され、労われることで気持ちは安らぐものである。

ところが、患者さんの話には、「母親が育児をするのは当たり前」と言って育児参加しないだけでなく、労うこともしない夫が数多く登場する。「泣くのがうるさいから実家に帰っていってくれ」と平気で言う夫の話も聞く。これは、自分の母親は育児を大変だったとは言わなかった、自分の母親はひとりで立派に育児をしていた、と自分の母親を理想として比較している場合もあろう。妻の状況や気持ちを想像できない、夫の共感能力の欠如という場合もあろう。妻の側はわかってくれない夫に不満を持ちつつ、はっきり言語化しないで早々に理解してもらおうとするのをやめる場合も多いようである。そして自分の実家に頼ることで解決すると、せっかくふたりで新しい家庭を持ち、子が生まれて新しい家庭を創っていくチャンスであるのに、互いに自分の実家から精神的に離脱できない状態にとどまることになる。

一時期「公園デビュー」という言葉が雑誌などを賑わせたことがあった。幼い子を初めて公園に連れていく日のことである。すでに友達同士になっているかに見える他

JCOPY 88002-591

のお母さん達のいる公園にどうやって入っていくか。わが子は他の子とうまく遊べるだろうか。自分は他のお母さん達とうまくやれるだろうか。そういった不安を表現した言葉である。

心療内科臨床や精神療法では、他のお母さんとの関係が大きな悩みの種である方は珍しくない。

昨今、保育園の待機児童が社会問題となっている。それだけ出産後も働こうとする母親が増えているということである。出産後も元の仕事が続けられれば、産前の職業を、そして仕事人である自分を「対象喪失」しないですむ。一方、これまでわが国の多くの女性が選んできたように、出産を機に仕事をやめることは、育児に専念できると同時に職業人としての自分を喪失することになる。仕事を続ける理由として、やめた場合の経済的デメリットが語られることが多いが、心療内科臨床的には「職業人としての自己の喪失」は無視できないと考える。通常その内的対象喪失は語られない。喪失であるという自覚そのものが心に傷をもたらすからである。もちろん本当の意味で離職を受容していれば、それは育児に専念できる充実した条件になるだろうが。

職業がアイデンティティの重要な部分を占めていたにもかかわらず出産や育児のために離職した場合は、大きな内的対象喪失となり、それときちんと向き合わずにその痛みを抑圧・あるいは否認してしまう場合は、それが先に述べた子への過大な期待にすり替わってしまうことが少なくない。幸いにして子に向かわなくても、家事への完璧主義などになって自分を苦しめる場合もある。うつ病に罹患した主婦に、家事を休むことを勧めても「これが私の仕事だから」と言って、手を抜けない人は珍しくない。それはうつ病の病前性格である几帳面さからくることももちろん多いが、内的対象喪失の防衛という側面もあり、かつそれに無自覚な場合は、なお緩めるのが難しい。

第八章　成人期・壮年期（中年期）と内的対象喪失

一　ライフサイクルにおける成人期・壮年期（中年期）[3]

さて、親になる頃から老年期に入るまでの間がエリクソンのライフサイクル論では第7の段階「成人期」にあたる時期になる。

この段階の発達課題は「ジェネラティヴィティ」であり、それが達成できない状態は「停滞」とされる。「自己陶酔」とした時期もあった。このジェネラティヴィティという用語は、エリクソンの造語である。「生殖性」と訳されることが多いが、「世代性」という訳語もある。この時期は、「次の世代を確立し、導くことへの関心」が重要になる時期である。そしてそれに続く第8の段階は老年期であり、その発達課題は「インテグリティ」で、それが達成できない状態は「絶望」であり「嫌悪」である。

第7の段階である成人期の問題を取り扱う前に、この第8の段階の意味を確認しておきたい。エリクソンは老年期の課題を達成している人とは、「物や人を何らかの形で世話してきた人、また、何らかの形で必然的に自分以外の人間を生み出す者となり、物や考えを生成する者となり、それゆえに味わう勝利や失望に自らを順応させてきた人」と述べ、その段階の特性は「自らの一回限りのライフサイクルを受容すること」、「その人生のなかで重要な存在であった人々を、あるべきものとして、また必然的に、かけがえのない存在として受容すること」、「両親に対しても今までとは異なる新しい愛情を抱く。両親が別の人であったらよかったのにという願望をもつことはなく、自分の人生は自分自身の責任であるという事実を受け入れる」と述べている。ジェネラティヴィティは、生殖性と訳されることも多い用語であるが、エリクソンはこの用語について、子どもを産み育てることに限定していない。「物や人を何らかの形で世話してきた人」とは、職業上次世代を育成することはもちろんのこと、人でなくても何らかの「物や考え」を生成する者であること全般を指している。

エリクソンは、第7の段階、成人期（壮年期）の課題を達成できるか否かが、第8の段階である老年期の達成に直接影響することを主張している。

一方、成人期の後半にあたる中年期に関しては、成人男子の発達論で有名なレビンソン（Levinson, D.J.）が、40歳前後を「人生半ばの過渡期」と呼んで重視している。またユング（Jung, C.G.）は、中年期を「人生の正午」と呼び、そこから自我が外的世界のみならず、内的世界を含んだ高次の全体性へ向かうと考えた。中年期は自我同一性を再編成する時期と考えられている。

ジェネラティヴィティを課題とし、人や物を世話したり生成する中心的役割を果たす、力のある年代であるこの時期は一方で、人が生き物として盛りに向かっていく青年期、成人期初期に対して、人生の折り返し地点にあたる時期となり、対象喪失がより具体的・現実的に出現する時期でもある。この時期、内的対象喪失にうまく対処できない時、上の世代や下の世代に影響を与える場合も多い。順にこれを見ていこう。

二　中年期における自分自身に関する対象喪失

成人期のなかでも後半の中年期は生物学的に、衰退がおこり始める時期である。中年期初期に体力の低下を微妙に感じ始め、次第にそれははっきり自覚できるものとなる。

身体疾患も顕在化しやすくなる。暴飲暴食をしても成人期初期には活発な代謝によって生活習慣病として問題にならなかったものが、次第に脂質異常症・高血糖などとして検査値に現れるようになり、やがて動脈硬化から狭心症や心筋梗塞といった冠動脈疾患、脳血栓・脳塞栓といった脳血管障害として発症することもある。

視力・聴力の低下も次第に出現する。

女性では更年期とよばれる時期が中年期と重なってくる。更年期は閉経の前後約5年ずつの計10年程度を指し、卵巣機能の衰退に伴う時期である。現代日本女性の平均閉経年齢は50・5歳であるので、おおよそ45歳から55歳頃が更年期にあたる。生殖期と非生殖期の移行期という、女性にとって大きな転換期といえる。この時期、女性ホルモンの急激な低下によって更年期にはホットフラッシュをはじめとしたさまざまな心身症状が出現しやすい。更年期といえば更年期障害が連想されるが、全ての更年期女性が更年期障害に至るわけではない。日本産科婦人科学会は更年期障害を、「更年期に現れる多種多様な症状の中で、器質的変化に起因しない症状を更年期症状とよび、これらの症状の中で日常生活に支障をきたす病態を更年期障害と定義」している。さらに、原因は、「主たる機能は卵巣機能の低下であり、これに加齢に伴う身体的変化、精神心理的な要因、社会文化的な環境因子などが複合的に影響することにより発現する」としている[4]。相良は、更年期障害を訴えて産婦人科を受診する女性に、精神症状が多いことを踏まえ、更年期の心理的課題を中年期危機の概念でとらえることを勧め、さらに女性特有の課題として、閉経という現象に伴う妊孕能の喪失という点にも着目している[5]。

女性にとって更年期は、身体的な若さの喪失を実感させられやすい年代と言えるだろう。閉経は具体的な事象であるが、「若さ」というのは抽象的な概念で、この喪失は内的対象喪失と言える。これが受け入れられないと、若さの只中にある娘への無意識的な羨望・嫉妬となる場合がある。

三　中年期における子どもをめぐる対象喪失

親が中年期に入る頃、子どもは何歳位だろうか。親が４０歳の時、親が２５歳で生まれた子なら１５歳、３５歳で生まれた子なら５歳である。親が５０歳の時、２５歳で生まれた子は２５歳、３５歳で生まれた子は１５歳になる。

親が比較的若くして生まれた子か、中年期に近づいてから生まれた子かによるが、親が中年期の頃、その子どもは思春期前後であることが多いであろう。

第五章で青年期の発達理論を紹介したが、思春期の子どもは身体的に急激に成長するとともに、心理的には親から距離をおくようになる。親の言うことを素直に聞いていた子が、反抗するようになるのは子が健全に育っている証拠である。

しかしこれは、親にとっては大きな内的対象喪失である。特に子を自分の所有物のように、思い通りになると思ってきた親にとっては衝撃になる。

思春期はまた、さまざまな問題が生じやすい時期でもある。思春期危機といわれる危機である。神経性やせ症を代表とする摂食障害や、学校不適応（不登校）などもおこりやすい。こうした問題の発生もまた、親にとっては大きな内的対象喪失となる。「立派に育てた」「ちゃんと育てた」といった親としての自己肯定感がゆるがされる体験となりうる。なかには、こうした問題発生に際して、「こんなに一所懸命育てたのに、裏切られた」と言葉にする親もいる。

思春期に発生する問題は、実は大人として、ひとりの人として人生を歩んでいくにあたって、問題を整理する必要があるという警笛であることが少なくない。そこで本人も家族も、何が問題であるかに向き合うことによって、その後より良い人生を歩みやすくなる場合がある。

ここで拙著「心身症臨床のまなざし」（33頁）より、転換性障害の思春期症例を振り返ってみる[6]。

症例1　膝の痛みで歩けなくなった女子中学生
主訴：右膝の痛み、歩行困難
現病歴：中学2年生のとき進路のことで親と口論するようになった頃から右膝の痛みが出現するようになった。はじめは神経痛と思い、気にとめていなかったが、痛みが増悪するため整形外科を受診し精査目的で入院となった。

検査上は特に異常を認めなかったが、痛みのために右膝の屈曲困難、歩行障害を訴え、松葉杖を手放せない状態であった。しかし睡眠中は屈曲に問題を認めないこと、および小学生のときほかの子どものてんかん発作を見てから〝てんかん様〟発作が出現した既往があることから心因の関与を疑われ、心療内科に依頼となった。

本ケースの診断のプロセスとメカニズムは前著に記したが、結論から言うと症状をきたす原因となる器質的異常は認められず、進路の問題が親との間で表面化したことと症状の発現、増悪に関連がみられることが明らかとなり転換性障害と診断されたものである。進路に関する親との葛藤を症状に置き換え、また症状があることにより学校に行かずにすみ、親と進路の問題に関する話し合いを避けることができるという二次疾病利得も存在したことが症状をさらに持続させていることが考えられたのであるが、症状出現のきっかけは、親の期待する進路と、本人の希望が食い違っていたことである。身体症状が出現してまで、親の意向には添えない、添わないと貫けるのはある意味健全であると言える（ただし転換性障害は意図的ではない）。本ケースは、親子の意見の食い違いから互いに興奮して話し合いにならなくなる進路の話し合いに主治医も同席し、双方の意志疎通を促した。親に自分の気持ち・考えが理解されるにつれ、身体症状は軽減していった。

子どもとともに問題と向き合うためには、親としてのプライドの傷つきを悲しみながらも耐えることが必要になる。つまり、子どもをしっかり育てたというプライドが傷つくという内的対象喪失に耐えるということである。しかし、親としてのプライドの傷つきに耐えられずに「学校が悪い」「友人が悪い」と外罰的になることで問題を解決しようとすると、子どもの問題に本質的に向き合うチャンスを逃すことになる。親の共感不全など、親の側の問題が大きいほど子どもの抱える問題も大きい場合が多いが、そのような場合ほど、親の側は自分の問題を認めようとしないことが珍しくない。子どもに問題が生じているのは子どもが悪いか、自分以外の誰かが悪いのであって自分は関係ない、とする態度は先の対象関係論からいうと妄想－分裂態勢であり、否認という防衛を使用している状態である。自分の側の要因を認めるというのはある程度の心のキャパシティを必要とすることである。少しでも自分の側の要因を認めてしまうと自分が崩れてしまう恐れがある親は、頑として自分の要因を認めることができない。心療内科や精神科、あるいは心理臨床でこのようなケースに出会う時は、親を責めないようにしながら、子どもに生じている問題を一緒に考えることを目指すが、親が親の側の要因を認めることはなかなか難しいことも多い。

一方、しなやかに状況を捉え、親である自分自身を振り返って、辛い思いをされながらも親の側の要因にも向き合える人もある。それは心的には抑うつ態勢での作業である。なかには、この機会に子どものため、そして自分のためにより深く自分自身が抱えてきた問題に向き合おうと、親自身が精神療法を望むケースもある。そうして親子それぞれが心理的成長のプロセスを歩む場合、子どもに発生した元の問題はむしろ家族内の個々人の成長を促し、家族の絆を深めるきっかけだったということになる。

第九章　中年期における親をめぐる対象喪失

一　介護問題と内的対象喪失

中年期の人の親は言うまでもなく老年期にある。今度は年齢差から親の年齢を見てみよう。親と25歳違いなら40歳の時、その親は65歳、50歳の時には75歳である。親と35歳違いなら40歳の時親は75歳、50歳の時は85歳になる。つまり、中年期は親の老齢化と死という現実に直面する時期になる。死は大きな実際の喪失（外的対象喪失）であるが、それ以前に親に関する内的対象喪失は始まっている。

超高齢社会に伴って昨今社会問題となっている介護問題は、内的対象喪失が大きくかかわる問題である。これには3種類の内的対象喪失がかかわるといってよいだろう。

1つ目は、元気であった親を、病気や衰えによって失うという親の喪失という側面である。元気であった親が病気になる。元気であった親が認知症になる。身体が動かなくなる。こういった状態は、親はまだそこに存在しているのだが、元気であったその人を失っている、という意味で内的対象喪失がおこっている。子は失望という感情を免れない。

幼い子どもにとって親は不滅とも思われる大きな存在である。そして人は、大人になって客観的な知識としては人が歳をとり、やがて死する存在であると知りながら、自分の親も例外なくそうであることを忘れて（抑圧あるいは否認して）過ごしている。親の病気や認知症は、その錯覚に容赦なく切り込んでくる現実である。そこで人は自分の親もまたいずれ死する存在であること、今は生きているがもう残り時間は長くないという現実を見ることになる。これはいずれ来る親の死という外的対象喪失を先取りした内的対象喪失である。著者が以前認知症も多く診る病院で診療をしていた時、第三者から見れば明らかに認知症である親を連れてきた中年期の子が、親を認知症ではないかと疑うのではなく、「最近性格が悪くなった」などと訴える場面によく出会った。どう性格が悪くなったのか聞くと、「聞こえているのにちゃんと返事をしない」「いい加減なことを言う」「よく確かめないで家族が物を盗ったと言う」などと述べられるのである。それは記憶力や認知の問題が生じている可能性があり、認知症の可能性があると伝えても、そんなはずはないと受け入れられないことも多い。そこで認知症の簡易スクリーニングテストを施行すると、軽度ではなく、重度の認知症が疑われる結果が出ることも稀ではなかった。目の前で親がごく簡単な質問にも答えられず、ついさっき見たものも覚えていられないことを目の当たりにして、子は愕然とし、そして認知症という現実に突然直面する。

そこまで極端でないにしても、心理的に距離が近い人ほど認知症かもしれないと気づくこと、認めることが難しいのは通常のことである。大抵の場合、子より嫁や、むしろ近所の人などが、もしかしたらと気づくものである。「年相応にちょっと忘れっぽくなっただけ」などと、現実を見ることが難しい。そして認知症かもと指摘する人を失礼だ、いやなことを言う、と否定的に思ったりもする。特に同居をしていて息子の妻が先に気づき、あるいはその症状に困って息子に相談しても息子は受け入れない、という場合には容易に夫婦不和の原因になり得る。

それほど、子にとって大きな存在であった親が衰えるということ、特に歳をとって認知症になり精神機能が落ちるということは大きな内的対象喪失で容易には受け入れがたいことなのである。

親の衰えを現実のものとして見るとき、同時に人は自分自身の有限性にも思い至るはずである。親が去った後、今度は自分が上の世代となり、その自分にもいずれ人生の終わりがくることを再認識する機会となる。これが2つ目の内的対象喪失、自分自身の喪失にかかわる内的対象喪失である。

親の喪失と関連があるその他の喪失として、恩師など自分を育ててくれた年長者の老化、病気や死がある。学生時代にせよ社会人になってからにせよ、人は親以外にもさまざまな人に育ててもらいながら成長していくのが常である。それは近所の人かもしれないし、大学時代の恩師、あるいは職場の上司かもしれない。親戚の叔父さん叔母さんにそうした存在の人があるかもしれない。そのような人々と中年期になって久しぶりに再会してみたら、相手は高齢者になっている。久しぶりに学生時代の恩師に会う機会が催されて喜び勇んで出向いたら、現れた恩師は自分の記憶にある若々しい恩師ではなく、浦島太郎よろしく、白髪のお年寄りであった、という体験は珍しくない。再会の喜びとともに、その現実に接してショックを受ける人は少なくないだろう。これも内的対象喪失のひとつである。自分が一体何歳になったのか考えてみれば当然のことなのだが、自分が日々年齢を重ねていることは忘れていて、自分が頼りにしていた頼もしい人が時を経て人生の終盤にかかっている現実に接することは、心のよりどころが軽く揺らぐような体験でありうる。

さて、介護問題をめぐる内的対象喪失の3つ目は、先ほど述べたのとは別の意味での自分自身の喪失にかかわる。

元気であった家族が介護を必要とする時、家族は生活の転換を余儀なくされる。自分の時間と労力を少なからずその家族のために提供することになる。それは、何事もなくまわっていたそれまでの日常を失う内的対象喪失である。

大事なものを失う対象喪失において、一般に連想されるのは深い悲しみである。しかし実際には対象喪失には大きな怒りを伴う。なぜ私が失わなければならないのか、という怒りである。しかし、対象喪失に際して怒りの存在を認めることは、罪悪感を伴うため、多くの人はその怒りを抑圧してしまう。怒りは堂々と存在することを許されないことが多い。

しかしそれを抑圧しきれなくなった時、親への暴力・暴言といった老人虐待となることもある。一方、その怒りのエネルギーが自分に向かえば、抑うつに陥ったり、あるいは身体疾患（心身症）として現れることもある。

ここでもまた、喪失を認め、それを悲しみ、あるいは怒り、そして受け入れるというプロセスが必要になる。自己犠牲的に介護をするのではなく、何をすでに失っているのか見極めることは、まだ失っていないものを認めることにもつながるだろう。そして自分は介護のためにどこまで費やせるのか、どこまでなら自分自身に関する喪失

JCOPY 88002-591

に耐えられそうなのか。周囲やプロの援助を受けること、施設に入所してもらうといった現実的な措置が望ましい場合も多いであろう。罪悪感が強いと、こうした援助を受けることが困難になりやすい。元気だった親はもういない、喪失している（内的対象喪失）という事実と向き合って、喪失を悼むというプロセスが必要である。

二　傷つけてくる母親と仮の和解

精神療法で出会う患者さんの語りに、「傷つけてくる母親」はよく登場する。先のBさん、Cさんの場合も、欲しいような愛情表現ができない母親に、子はそのつど傷ついている。しかしBさん、Cさんの語りは、母親に傷つけられているというより、欲しいものが得られない、というニュアンスが前面に出ている。傷つけられている、と母親に対して攻撃的な気持ちを語る場合は妄想-分裂態勢の只中で、介入がなかなか困難な場合も多い。しかし、精神療法において、自分が傷ついてきた、鈍感さによって傷つけられてきた、と表現され、なおかつそれに対してある程度距離を取れる中年期の娘たちにもしばしば出会う。傷つけてくるという程度は幅があるが、ここで取り上げているのは、やはり虐待の範疇には入らない範囲のものである。

語りに登場する母親に共通するのは共感性が低いことである。子が褒めてほしい時に褒めない。人によっては褒められた記憶がない。一方で批判や非難は容赦なくする。

JCOPY 88002-591

しかし、母親にわかってもらえない・傷つけられてきた、という思いを抱えていても、子が中年期に入ってくる頃、親子関係にはそれまでと違う側面が現れる。親の側が子を頼るようになってくるのである。

Fさんのケースをみてみよう。

Fさんは、40歳代の女性である。就職し結婚もして、順調に生活しているかに見えた時、身体疾患で入院となった。それをきっかけに、不眠、不安感、めまいや動悸、抑うつ気分などが出現した。身体疾患の治療終了後も不安・抑うつ症状が持続するようになった。心療内科での薬物療法で症状は軽減傾向となるも持続するため、主治医と相談し、精神療法を希望し紹介となった。

生育歴では、子ども時代の辛い体験が話された。母親は大家族のなかで嫁として苦労していた。Fさんは母親に褒められた記憶がない。母親は何かにつけFさんの祖母である姑にいじめられていた。母親は大抵不機嫌で、ちょっとしたことですぐFさんに当たった。一方、弟は母親にも祖母にもかわいがられていて、Fさんはいつも不公平に思っていた。

大学を卒業すると、Fさんは母親から距離を取るようになった。就職・結婚し、平穏な生活を送ることができた。平穏な生活ではあったが、Fさんは自分の子どもを持つ気にはなれなかった。自分の母親以外の育て方を知らないので、自分も子どもを母親のような育て方をして、子どもを傷つけてしまうと思うからであった。そんな時、健康診断で病気がみつかった。それは入院と手術が必要な病気であった。その病気がわかってから、何となくやる気が出ず、漠然と不安になることが増え、眠りも浅くなった。歩いているとフラフラするようになり、わけもなく動悸がすることもしばしばであった。身体科の主治医に相談したところ、心療内科を紹介された。心療内科では、急に手術が必要になったことに気持ちがついていけずに、軽いうつになっているのでしょうと説明され、薬物療法が開始になった。すると睡眠は比較的とれるようになったが、めまいや動悸、不安感はあまり改善しなかった。無事手術が終了し、退院した後もこれらの症状が続くため、主治医と相談し精神療法を希望したのであった。

精神療法導入のための初期の面接（診断面接）で、漠然とした不安の背景に、生きていることへの不安感、生きていてよいのかという気持ちと、死ぬのは怖いという気持ちがあること、そしてとくに母親をめぐる気持ちにわだかまりがあることがわかった。

精神療法のなかで、子ども時代の辛い体験は、大人になって乗り越えてきたと思っていたが、何かあるごとにぶり返していることがわかった。

歳をとってきた母親は、結婚した弟と弟の嫁には遠慮する一方で、次第にFさんを頼るようになってきた。頻繁に電話をかけてきては老夫婦だけの暮らしの心許なさを語り、仕方なく黙って聴いていると「やっぱり娘はいいね」などと言う母親が、Fさんは煩わしくて仕方がなくなった。子どもの頃、自分が話を聴いてほしい時に聴いてくれたことなどなかったのに、優しくしてくれることなどほとんどなかったのに、自分が歳をとって心細くなったからといって、なぜ今さら、はじめから仲の良い母娘だったかのようなことが言えるのであろうか。しかしFさんは電話に付き合い母親の期待に応え、そして、他の人の期待にも応えていた。一方で、本当のところ自分が何を望んでいるのか、何がしたいのかはよくわからず、何事にも自信が持てないのであった。

このような「Fさん」は珍しくない。成人してからのFさんは表向き、母親と距離をとってきた。物理的にも離れた場所に住み、心理的にも「そういう人だから仕方がない」と思うようにしている。しかし精神療法が進むにつれ、それはあくまで表向きであって、心の底では今も「理解してくれる母親」「自分のことを考えてくれる母親」を求めていることに気づいていく。そこからは、求めても得られない母親の、不在を悼む喪の仕事である。そして母親の期待に応えることで自分を承認しようとする

JCOPY 88002-591

のではなく、自分自身の足元を固める作業をすることになる。

第十章　老年期の内的対象喪失と親子

前章では、中年期における、老年期の親をめぐる対象喪失を見てきたが、今度は立場を変えて、中年期の後の時期である老年期の内的対象喪失を見てみる。

一　老年期の内的対象喪失

エリクソンは、そのライフサイクル論[3]の第8段階の発達課題を、それまでの7段階の果実を実らせることができるとし、それを「インテグリティ（integrity）」という用語で表した。それは、「物や人を何らかの形で世話してきた人、また、何らかの形で必然的に自分以外の人間を生み出す者となり、物や考えを生成する者となり、それゆえに味わう勝利や失望に自らを順応させてきた人」であると述べている。そしてこの段階の特性として、「自らの一回限りのライフサイクルを受容すること」、「その人生のなかで重要な存在であった人々を、あるべきものとして、また必然的に、かけがえのない存在として受容すること」、「両親に対しても今までとは異なる新しい愛情を抱く。両親が別の人であったらよかったのにという願望をもつことはなく、自分の人生は自分自身の責任であるという事実を受け入れる」と述べている。

インテグリティ（integrity）という用語は、従来は「統合」と訳されることが一般的であったものを、西らの訳では、それが integration と区別がつかないことから、インテグリティというカタカナが用いられている。エリクソンが integrity という用語を用いたのは、それが「統合されている状態」にとどまらず、誠実・正直・高潔をも含む、非常に高尚な精神の状態を表していることに由来する。そこに着目したうえでの訳であることが、訳書の用語解説に記されている。

この老年期の考え方は、老年期を、よく言われるような喪失の側面からではなく、まさにそれまでの人生の集大成という側面に注目している。


一般には、老年期は対象喪失が多い年代である。歳をとるに伴い自分自身について心身の衰えと、それに伴う社会生活の縮小・撤退が多くみられる。さらに、配偶者をはじめとする同年代の近親者や友人を死や別離によって失う、外的対象喪失も年齢が上がるにつれ多くなる。一方で老年期には特に個人差が大きく、老年だから機能が落ちるという思い込みは偏見であることも知られている。しかし、それでも若い時と同じというわけにはいかない。次に示すGさんは、老年期の、内的対象喪失が発症要因として働いたうつ病のケースである。

二　親と子の逆転

Gさんは元会社役員である。退職後も地域や同窓で精力的に役割をこなし、家では長年一家の主（あるじ）として権威がある70歳代男性であった。

退職してからも精力的に活動して数年たった頃、長年住んだ家を建て替える計画が持ち上がった。その半年後、建て替えに向けて具体的な話し合いや物品整理などが始まった。

時を同じくして、地域の会長としての仕事が非常に多忙になった。その頃から食欲不振、不眠が出現し、集中力も低下し、会長の仕事は思うように進まなくなってしまった。例年であれば何とかできる仕事であるのに、その時は人に任せざるを得なくなった。その後、全身倦怠感とふわふわするめまいも出現したため、内科を受診したが改善しなかった。次第に血圧にこだわるようになり、1日何回も測定するようになった。建て替えのために仮住まいとなったところ、食欲低下・不眠・全身倦怠感が悪化し、やる気もなくなり不安感と吐き気も出現したため、家族に伴われ心療内科を受診した。

受診したGさんはそわそわし、これでは引越しできない、とにかく早く引越しまでに体調が回復しないと、と訴えた。家族の、引越しは何とかするから心配しないで、という言葉は全く耳に入らないようであった。

Gさんはどんな状況であったのか。

Gさんは、現役時代には社会で要職についていた人である。家庭ではいわゆる家長として尊重され、家族を統率していた。自らのアイデンティティといえる会社を退職するということは、尊敬を集めた地位の喪失であり、大きな対象喪失であったことであろう。しかし能力が高かったGさんは会社を退職した後は、今度は地域や同窓など、会社の外で責任ある役割を複数かけ持ちしてこなし、引き続き家族にも権威を持っていた。

数年間はそれで問題なく過ごせていた。しかし、そこへ老朽化した家の建て替えの話が持ち上がった。長年住んだ家の建て替えは、客観的に見れば新築という大変おめでたいことである。しかし、角度を変えて見ると、それは誰にとっても、特に高齢者にとっては、「長年の住処の喪失」という大きな喪失体験である。

建て替えのための家族との話し合いではしかし、Gさんは、建て替えを主導するのはすでに仕事を引退した自分ではなく、子ども世代であることを実感せざるを得なかったはずである。どんな家にしたいのか、何をしなければならないのか、そうした子世代との話し合いは、すでに自分が家長として何でも統率すればすむという状況ではないことに直面させるものとなったであろう。

それでもGさんはできる限り建て替えのために尽力しようとした。長年住んだ家の物品整理は膨大な仕事量であるが、それを何とかこなそうとしたようである。しかし、Gさんの多忙はそれだけではなかった。地域などで数々の役割を引き受けていたGさんに、ちょうどその頃「会長としての多忙」がふりかかってくる。いつもならできるその仕事をも、何とかこなそうとしていたが、そのうちに身体症状が出現し始めた。若い頃なら多少仕事が重なっても十分こなしてきたGさんであったが、長年住んだ家の片づけと会長の仕事の両方をこなすことは、難しくなっていた。普通の人であれば、その仕事量は最初から無理と感じたであろう。しかし、何でもこなしてきたGさんは、若い頃のようにこなそうとし、それが思ったようにできないこと自体が大きな負荷になったようであった。

結局こなしきれず、人に任せることになったが、人に任せて楽になったかと思いきや、Gさんの不調はさらに拍車がかかっていった。

うつ病は、過剰な心身の負担も発症契機のひとつとなる。Gさんは、引越しに伴う物品整理と同じ時期に、会長の仕事が重なった。それは大きな負担であったことだろう。負担があるなら減らせばよい、というのが一般的な考え方だが、Gさんの場合は「仕事を減らすのはそれを自分が全うできなかったからだ」と考え、「若い頃は責任ある仕事を放りだすなどということはなかったのに」という思いが、新たな心の負荷になった。自分が以前できたことができない、というのは大きな内的対象喪失である。

引越しうつ病という名称があるが、引越しはうつ病の発症契機のひとつとしてよく知られている。それは、多大な身体的負荷がかかる出来事であるが、それまで住んできた場所を離れることに伴う心の負担も大きい場合が少なくない。

Gさんは一般外来で支持的対応をしつつ、うつ病の薬物療法を行った。家族の観察では、次第に落ち着きを取り戻し、諸症状は回復していった。引越しは子ども世代が主導し、滞りなく行われた。しかしGさん本人はいつも外来で「ちっとも変わらない」「こんな状態では困る」と訴えておられた。Gさんの考えるよい状態とは、昔のようにパワフルに何でもこなせる状態のようであった。家族や社会のなかで、昔のように実力を発揮して尊敬を集められない内的対象喪失は、容易には受け入れ難いことが窺われた。

三　高齢者の内的対象喪失―エリクソン夫妻による第9の段階―

エリック・エリクソンは1950年に「幼児期と社会」という有名な論文を世に出

し、その後アイデンティティとライフサイクル（Identity and the Life Cycle）という著明な論文集が１９５９年に出版された。わが国には当初小此木らにより「自我同一性」という書名で１９７３年に出版・紹介された。「幼児期と社会」から約３０年後の１９８２年、エリクソンが８２歳の時に、さらに「ライフサイクル、その完結」という著書が発行されている。９２歳でエリクソンが没した3年後の１９９７年、夫人のジョウン・エリクソンによってその増補版が出版された[7]。そこには「第９の段階」が記述されている。ジョウンはこれを何とか自分の存命中に完成させたいと願い、完成させ、出版されたその年に亡くなっているということである。

ジョウン・エリクソンによる第9の段階の章の冒頭には、「人間が何歳頃にどの段階に達するかには大きなバリエーションがある」と記載されている。この考え方は、全ての段階に関して重視されていることである一方で、彼女は、老年期に関してある年齢幅を想定することが役に立つことがあるとして、８０歳代、９０歳代の身体がどうしても自律性を失っていく段階を第９の段階として扱っている。

ジョウン・エリクソンは、エリック・エリクソンの提唱した8段階では、段階ごとに「同調要素」と「失調要素」が想定されていること（第1の段階では基本的信頼と不信のように）を踏まえて、第９の段階でのそれぞれの同調要素と失調要素との直面

JCOPY 88002-591

の仕方を考察している。

80歳代、90歳代になると、基本的信頼に関しても親しい他者を失い、また自分に関しての自信を喪失しがちになる。第2の段階で獲得した自律性も、あやしくなってくる。第2の段階では自分で歩けるようになり、自分で排泄できるようになっていたのに、あらゆることに多かれ少なかれ人の力を借りなければならなくなる。そこには「恥と疑惑」が出現する。第3の段階では「自主性」を獲得したが、高齢になると若い頃の過剰な自発性に伴う罪悪感に苦しむ場合があると指摘している。第4の段階の勤勉さも当然高齢になると望めない。そこには劣等感が出現する。第5の段階の同一性についても、自分の地位や役割に不確実感が生じる。第6の段階の親密性については、人によっては孫に囲まれ、愛に囲まれるという幸運に恵まれるがそうでない場合も多く、そこには孤立がある。第7のジェネラティヴィティの段階は30年余にわたるが、高齢になると世話するという課題から解放される。必要とされない・役に立たないという感覚は停滞の感覚をもたらす。ジョウン・エリクソンは、「人が生み育てること（generativity）、新しいものを生み出すこと（creativity）、他の人を大切にすることや他の人と一緒に世話することから完全に退いてしまうなら、それは死よりも始末の悪いことである」と述べている。第8の段階のインテグリティは、見る・

聴く・触れるといった感覚を前提としているが、第9の段階では「英知が要求するような良好な視力や鋭敏な聴力を持っていない」と述べ、同調要素と失調要素のせめぎあいのなかで、いずれ失調要素が優勢となり、絶望が「そばに付き添う」ようになると述べている。

このように、いずれの段階でも同調要素に対して失調要素が優勢になりがちな第9の段階において、しかし、ジョウン・エリクソンは、第1の段階での「基本的信頼」が希望であると主張している。高齢になるとそこにも「基本的不信」が現れてくるが、それでも基本的信頼は生き続けていくための足場であるとし、「もし老人が第9の段階の人生経験に含まれる失調要素を甘受することができるのならば、老年的超越性に向かう道への前進に成功すると、私は確信している」と述べている。

つまり、若い頃にできたことに固執する状態、内的対象喪失を受け入れられない状態では絶望があるばかりであるが、若い頃のようにいかないことを認め、受け入れることで、高齢者にしか到達できない領域への前進ができるということであると思われる。

（1）日本産婦人科医会：妊娠適齢年令．http://www.jaog.or.jp/lecture/1-%E5%A6%8A%E5%A8%A0%E9%81%A9%E9%BD%A2%E5%B9%B4%E4%BB%A4/（2019.5.21参照）
（2）片桐由紀子，永野妙子，宮崎陽子他：女性のライフステージと心身症．心身医学54：666―672，2014
（3）エリック・H・エリクソン（西平直，中島由恵訳）：アイデンティティとライフサイクル．誠信書房，東京，2011（Erikson, E.H.: Identity and the Life Cycle. International University Press, New York, 1959）
（4）日本産科婦人科学会編：産科婦人科学会用語集・用語解説集改訂第3版．181頁，日本産科婦人科学会，東京，2013
（5）相良洋子：更年期障害における心身医学的視点の重要性．心身医学58：688―695，2018
（6）矢吹弘子：心身症臨床のまなざし．33―35頁，新興医学出版社，東京，2014
（7）エリック・H・エリクソン，ジョウン・M・エリクソン（村瀬孝雄，近藤邦夫訳）：ライフサイクル，その完結（増補版）．みすず書房，東京，2001（Erikson, E.H., Erikson, J.M.: The Life cycle completed -a review -expanded

edition. W.W. Norton & Company, New York, 1997）

JCOPY 88002-591

第五部

満たされない気持ちを心に収めること

第十一章　対象喪失の喪の仕事とは―精神分析の理論―

さて、では対象喪失の喪の仕事とはどんなプロセスなのであろうか。ここで精神分析の、対象喪失をめぐる基本的な理論を紹介しておこう。

一　フロイトの対象喪失とフリース体験―精神分析の創始―

精神分析が対象喪失やその喪の仕事を扱う原点には、精神分析の創始者であるフロイト自身の対象喪失がある。

精神分析の創始者であるフロイトは、ユダヤ人の家父長制の強い一家で、父親の若い再婚相手の最初の子として生まれ、父親の寵愛を受けて育った。幼い頃、父親の本を破いて遊んでいたフロイトに、父親は「この本を破いて遊ぶと面白いよ」と、高価な画集を渡したというエピソードが言い伝えられるほどである。そのフロイトにとって、父親が年老いて衰弱していくこと、そしてついには亡くなってしまったことは、非常に大きな衝撃であった。

「夢判断」の序文において、フロイトはその夢が「父の死に対する、つまり人の一生で最も重大な出来事、最も痛切な喪失に対する反応」であると述べ、また「父の死は、私に深刻な影響を与えました。私は父を高く評価していました。」とも記載している。

小此木によれば、フロイトは40歳で、82歳の父親が亡くなるまで、父親に対して憎しみや攻撃心を自覚していなかったという。父親はフロイトにとって、それほど偉大な存在であった。フロイトはその修行時代から父親的存在の教授などに大変な惚れ込みを繰り返している。これは、目の前の人物に父親を映して見ている「父親転移」現象である。

フロイトは、父親が死去してから、その心の痛みを、親友であった耳鼻科医のフリースに膨大な手紙で書き送った。フリースというのは、フロイトにとって特別な友人であり、互いに賞賛しあう関係であった。しかしフロイトは手紙を書くうちに、父親への敬愛の気持ちばかりでなく、競争心や攻撃心をも自覚するようになる。同時にフリースに対しても、それまでとは違う陰性感情が芽生える。フリースを父親に重ね、父親に対して潜在的に抱いていた競争心や敵意等のネガティブな感情をフリースに対して感じるようになる（父親転移）。惚れ込んだあげく決別するという経緯を、教授たちにおこしているが、フリースとも最終的に決定的な決別をしてしまう。これが精神分析史上有名な、フロイトの「フリース体験」（1896～1900）である。

この体験はフロイトにとってフリースを相手に展開した自己分析であった。そしてフリースと決別した後、フロイトは今度は患者の喪の仕事に自分を重ねて（投影性同一視）自らの喪の仕事を進めていったことを小此木は述べている[1〜3]。

二　対象喪失の「喪の仕事」とは

大事なものを失った衝撃や悲しみは、一朝一夕に癒されるものではない。なぜ失ってしまったのか、もっとこうしておけばよかった、と人は単に悲しみだけでなく、悔やみ、怒り、その他さまざまな感情を体験する。そしてそれが何らかの落ち着き所に収まるまでには年月を要し、感情はさまざまに変遷することが知られている。

先に述べたように、フロイト自身の父親の死の後、フリースを相手とした自己分析による喪の仕事はさらに進められた。1917年の「悲哀とメランコリー」[4]において、フロイトは「愛する者を失ったための反応であるか、あるいは祖国、自由、理想などのような、愛する者のかわりになった抽象物の喪失に対する反応」である、正常な「悲哀」と、病的なメランコリーを区別して喪の仕事の概念を提示している。

悲哀では「現実検討によって愛する対象がもはや存在しないことが分かり、すべてのリビドーはその対象との結びつきから離れることを余儀なくされるが、これに対し当然の反抗が生ずる（中略）正常であることとは、現実尊重の勝利をまもりぬくことであるが、その使命はすぐには果たされない。それは時間とエネルギーをたくさん消費しながら、ひとつひとつ遂行してゆくのであって、そのあいだ、失われた対象は心の中に存在しつづける」と述べている（一方の病的なメランコリーでは、喪失が「自我に関する喪失」になっていると論じている）。

フロイトは、この対象喪失に対処する心の仕事をmourning work（モーニング・ワーク）と呼んだ。日本語では「喪の仕事」、あるいは「悲哀の仕事」と訳されている。そして「悲哀の作業が完了したあとでは、自我は再び自由になって、制止もとれる」[4]と述べている。

その後アブラハム（Abraham, K.）は、正常な場合の喪の仕事は、失った対象を自己のなかに取り入れ、再建する心理過程であるとした[5]。

さらに、アブラハムの弟子であったクラインは、フロイトのこの論文に根拠をおき、「喪の仕事の不可欠な部分は現実を検討することである」と述べて、「正常の喪における現実の検討と幼児期の心的発達過程との間には密接な関連がある」と主張し、自ら提示した幼児期の抑うつ態勢との関連を述べている。そして、「正常の喪では幼児期早期の不安が蘇る」「愛惜する人にとって最大の危険は、亡くした人に向けた憎しみが自分の方に向き変わることから生じる」「喪の場面で、憎しみは亡くなった人に対する勝利感となって現れる」とし、それが罪悪感をかきたてると論じた[6]。

精神分析的な精神療法では、喪の仕事の援助は大きな目標である。

小此木は、喪の仕事とは、「心の中に失った対象が再建される過程」であり、「ライフサイクルの各段階と結びついた発達と前進を伴う精神内界における適応過程である」と述べている。そして、喪の仕事の達成のためには、安定した環境と、心の内または外にいる支え手があることが重要であると述べている[7]。

精神療法では、患者・クライアントさんの語る言葉にじっと耳を傾け、さまざまな感情を体験するプロセスに伴走することになる。

第十二章　対象喪失の喪の仕事に必要な態勢と妨げるもの

一　原始的防衛機制

防衛機制とは、心を守る心の仕組みである。そこには、「欲動・自我・超自我」という「構造論」と呼ばれる、フロイトによる精神分析の基礎理論が前提にある。人間の心には、他の動物と同じように本能衝動が存在する。その本能衝動の極を、エスまたはイドという。これは基本的には無意識の領域である。一方で人間には、生まれてから両親や身近な大人による禁止によって、そうした他者の道徳的価値観が内在化された、良心・理想的自我の極がある。これを超自我という。これは一部無意識的で、一部意識的である。この本能の極であるエス・イドと、良心・理想的自我の極である超自我との間にはしばしば対立や葛藤が生じる。これを調整するのが自我の役割である。自我もまた、一部無意識的で、一部意識的である。自我の意識的側面には、意思決定、知覚データの統合、暗算などの心の実行機能がある。一方、防衛機制は、イドの中に匿われている強力な本能欲動に対抗するように設計された自我の無意識的側面である[8]。

防衛機制は、健康な人が通常使用する、抑圧（たとえば心の中に留めておくと負担になることをうっかり忘れてしまう）などの神経症水準の「神経症的防衛機制」や、むしろ健康度の高い高度な水準のもの（たとえば、そのまま表出しては社会的問題のある性衝動や攻撃衝動をも芸術や文学作品にして、社会的に受け入れられる、むしろ社会的に価値のあるものに変える「昇華」など）と、境界水準および精神病水準で主に用いられる、「原始的防衛機制」がある。

防衛機制全般についてさらに詳しくは、前著「心身症臨床のまなざし」を参照いただきたいが、ここでは喪の仕事を妨げることになりやすい原始的防衛機制について述べておきたい。

原始的防衛機制の筆頭は、分裂（分割）（splitting）と呼ばれる防衛機制である。

分裂は、クラインの対象関係論で妄想–分裂態勢にある乳児が同じ母親のおっぱいを、「良いおっぱい」と「悪いおっぱい」に分けて認識するように、自分も相手（対象）も全体として認識することができずに、「良い自分」「悪い自分」あるいは、「良い対象」「悪い対象」と分割して認識する状態である。約束したとおりに定期的に通院できる自分は良い自分だが、1回でも遅刻したら悪い自分になってしまって、そんな自分は主治医に見せられない、と全く受診しなくなってしまうような患者さんがあるが、これは分裂が背景にある心性である。たとえば、そういう患者さんでは、長めに話を聴いてくれる主治医が「良い対象」として体験されていたとしても、同じ主治医が前の患者さんに時間がかかり、長くお待たせしたりした途端、とんでもなく「悪い対象」に転じてしまったりもする。この分裂の機制がベースに働くと、人との関係は非常に不安定になりやすい。また、分裂の機制が働くのは他者に対してだけでなく、自分自身に対しても働くので、たとえば良い自分として外来通院していたところである日寝坊してしまい、外来に間に合わなかったとたん、自分自身が悪い自分と体験されて、そんな自分は主治医に見せられない、と外来に来られなくなってしまう、というようなこともおこりうる。

分裂の機制で全面的に良いと認識される対象に対しては「原始的理想化」という原始的防衛機制がおこりうる。逆に、完全に悪いと認識される対象には「脱価値化」という原始的防衛機制がおこる。実際の対象は、自分も相手も、完璧でもなければそれほどひどいものでもない。良いところも悪いところもあるのが人間である。乳児期のおっぱいも、現実は、満足いくように差し出されたり、そうでもなかったりするが、全体として、そこそこ適切な、母乳やミルクによる授乳がなされる。全体としての母親は良いところも悪いところもある母親である。しかし、妄想-分裂態勢にとどまる心性では、完全に良い対象という原始的理想化と、完全に悪い対象という脱価値化が出現するのである。

原始的防衛機制には、他に「否認」「投影性同一視」といった防衛機制がある。いずれも妄想-分裂態勢での、現実を全体として認識できない、分裂を基本とした防衛機制である。

内的対象喪失においては、しばしば原始的防衛機制が心の痛みから本人を守ろうとする。たとえば失恋したとしても、相手が去っていったことを「否認」すれば心に痛みは生じない。今、あの人は忙しいだけだなどと現実と異なる認識をするのは、それが極度となれば妄想という精神症状である場合もある。

小此木は、防衛と喪の心的規制は、相互に有機的に関連しあいながら移行していくこと、また防衛に頼ることによって、喪の過程そのものが停止してしまうことがあることを指摘している[7]。

二　悲哀の仕事を妨げる躁的防衛

小此木は、対象喪失の喪の仕事が、しばしば各種の防衛機制によって妨げられることを指摘している。躁的防衛として、①現実逃避（失った対象に対して無関心な態度をとる）、②失った対象を軽視、過小評価する、③相手を悪玉視し、失った対象に対する欠点などを思い出すことによって思慕の情や罪悪感を解消しようとする、④置き換えと耽溺による逃避（性的快楽、趣味道楽への熱中、仕事への過度の没頭）をあげている。さらに、「悲哀そのものの抑圧」（フロイトの症例ルーシー、エリザベート）と否認に加え、自己と対象の関係の分裂・排除（splitting off）、つまり知的には対象喪失を認めていても、情緒的には喪の過程を排除し、自我の分裂のままでいる（特に幼少期に父母を失った人・思春期の分離-個体化過程、身体的なハンディキャップを幼い時に持った人）および対象の取り入れと同一化をあげている[3、7]。

先のBさんでは、自分は残念ながら理想的な母親は持っていない、という内的対象喪失自体が認められない。そこには否認が働いている。Bさんの強迫的な過食と過活動は、内的対象喪失の置き換え（躁的防衛）という側面がある。

内的対象喪失の喪の仕事をすると、「周囲が悪い」ということは問題にならなくなる。「周りが悪いから自分はこうなった」という他責的構えは、対象関係論の理論では妄想－分裂態勢の心性であるが、どうにもならない現実を悼み、その中で自分はどうするのかという、あくまでも自分のことを考える態勢は抑うつ態勢のものである。先のBさんであれば、そこには過食・嘔吐をしている虚しさも浮上してくるだろう。得られないものは悼み、今持っているものを大事に生きる、今の生活でできることをしていく、つまり理想に満たない自分を受け入れるという課題が現実になる。Bさんの心の底（無意識）はそれを知っており、あえてそこには足を踏み入れずに、過食・嘔吐は躁的防衛として機能していたのであろう。

三　喪失の躁的防衛が下の世代に与える影響

精神療法の仕事をしているなかで、患者さんの親の世代の対象喪失に出会うことが少なくない。母親を自死で失っている母親を持つ患者さんに、著者は複数出会っている。つまり、患者さんの祖母が自死しているということである。親の自殺は親の失い方の中で相当大きな対象喪失と言えよう。そうした患者さんの親（自分の親を自死で失っている人）達に共通していたことは、その悲劇を表向きは果敢に乗り越えていることであった。「親」は「子」に自分が親を自死で失った悲しみや衝撃を語ることはない。その喪失は何も語られないか、あるいはそれにもかかわらず強く生きてきた姿が語られるだけである。そして、さらに共通していたのは、その親達は子の繊細な感情や傷つきに鈍感であることである。そうしたなかで患者さんである子は親に理解されない苦しみを味わうが、親はその苦しみに気がつかない、もしくは弱いこととみなす。子は何らかのライフイベントや挫折体験を契機に心身症状を発症し、精神療法を求め、著者と出会うことになった。

この親の表面的な強さは、前項で述べた躁的防衛の現れと考えられる。親の自死という途方もない喪失体験を封じ込め、生活に適応し生き延びるために採用した手段である。それは親本人が生き延びるためには有効であったかもしれないが、自分の内的な傷つき（内的対象喪失）に目を背けることは、自分の子どもの傷つきや弱さをも見ることができないという結果を生み、非共感的な親となってしまっている。その傷つきは自分の下の世代に伝搬しているのである。

すでに老年期に入った、あるいは入りつつある、長年そのやり方で適応してきた親世代を変えることは望めない。精神療法で行うのは、傷つきを自覚している子世代本人が自分の内側の傷つきを親世代からの背景を含めて俯瞰し、理解されなかった内的対象喪失の喪の仕事をしていくことである。

第十三章　親をめぐる外的・内的対象喪失の喪の仕事

一　対象喪失と心身症状の精神療法

さて、ここで親をめぐる対象喪失に心身医療と精神療法はどのようにかかわり得るのか、考察したいと思う。「はじめに」で登場したAさん、心身症における対象喪失の重要性を著者が認識するきっかけになったケースである。思春期・青年期に心身症状が出現したAさんの経過には、幼少期からの状況と、思春期・青年期特有の問題、そしてその後ろには中年期にさしかかっていた母親のライフサイクル上の課題がからんでいる。その視点を頭におき、見ていきたいと思う。

Aさんとは、著者が精神療法の研修と実践を始めた比較的初期に出会った。心理的背景として、親をめぐる外的対象喪失と内的対象喪失の双方が重要な問題であった。外的・内的対象喪失が心身症状に大きな影響を及ぼし、さらにそこから時間をかけて心理的に成長していかれた様子が見られる[9]。

Aさんは、初診時20歳代の女性であった。

高校卒業後、進学したが、1年の終わり頃から過食が出現するようになった。2年生の夏には過食の頻度が増すとともに気分の落ち込み・イライラが出現するようになり、近医を受診して投薬を受けたが症状は変わらなかった。2学期になるとさらに症状は増悪し、登校できず電話にも家の呼び鈴にも出られなくなったため、心療内科を受診した。

家から出るのが困難で通院は難しいと考えられ、入院となった。

入院後、週2回50分の面接を開始した。入院と同時に過食はぴたりと止まった。入院中の面接ではびっしりと大学ノートに書いた日記を持ち込み、それを見ながら途切れなく次々と語っていった。

Aさんの記憶にある父親は、神経質でよく職場とうまくいかなくなり、けんかをしたりやめてしまったりしていた。父親にはよく怒られ、怖かったと言う。母親はAさんが小学生の頃から働き出し、小さい頃はあまり話をしなかった。高校生の時、喧嘩になり、母親とAさんは家出した。その後、両親は離婚し、父親はその後一度も会わないまま、亡くなった。母親は仕事が忙しく、小学6年生頃からは夕食はひとりですませることが多かったと言う。

面接では、いつもちゃんとした食生活をしようと思うが1日でもうまくいかないと崩れてしまうこと、一家団欒への憧れが強い一方で、他人の一家団欒を目の当たりにすると辛くなることなどが語られた。入院の後半に時折過食が出現し、「寂しいときにおこるようだ」と内省していた。しかし次第に食行動・情緒ともに安定し、入院3か月にて退院となった。退院時は「もう大丈夫。二度と入院しない」と自信に満ちており、主治医の「根本的にはじっくり治していくもの」という指摘はあまり理解できないようであった。

退院に際して、週1回50分の精神療法を再契約し、また母親とも月1回程度の面接を施行することにした。退院後、すぐに過食が出現する中、複数のアルバイトを掛け持ちした。母親に対してはもっと愛情を注いでほしい気持ちが増しており、過食も母親が仕事で不在のときが多かった。しかし母親は本人のことを気にかけながらも、むしろそれまで満たされなかった自己の人生で、仕事に生きがいを見出している時であった。Aさんは満たされない現実、辛い気持ちを避けるように必死で動き回ってい る印象であった。一方で、以前は完璧な自分を目指し、それになれるかと思っていたが、その一方で悲しい、寂しい自分がいた、というような情緒も語られた。

治療者はそういうとき、「そういうことに気づくのは大きいこと」というように、

Aさんを支持する発言をした。しかし、アルバイトも続かず、「遠くに行きたい」と仕込みの仕事を始め、面接のキャンセルも増えるようになった。就職の内定とその不安を語った後、2か月にわたりキャンセルした後、母親と共に来院した。過食と抑うつで通院も難しい状態であったため、生活の立て直しを目的に2回目の入院となった。先の退院から半年後のことであった。入院中も週1回の面接を継続した。次第に情緒も安定し、約3か月で退院となった。最初の入院から約2年を経過する頃であった。

退院後しばらく、「ひとつひとつのことに真剣になりすぎてくつろげない」一方、「何でも自分の好きなようにするのがいいこと」という姿勢が強く、治療者はもどかしい感じをもっていた。

そんななか、新しいアルバイトに数日で行けなくなったという話に治療者が乗り越える努力も必要、と介入したところ、先生に理解されていない、と述べて涙を流した。これは面接場面のhere and nowが取り上げられるきっかけとなった。しかしAさんにとって、治療者に対する感情を言語化するのは容易ではなかった。治療者は面接が上滑りになっているのを感じ、精神療法の意味を再確認した。すると、「なぜ来るかは考えたこともない。きまりだから。大丈夫と言ってもらいたいからかもしれない」とのことであった。Aさんはこれ以降、面接場面でおこっていることを考えるようになっていった。キャンセルは引き続き多く、「調子が悪くて」のキャンセルが多いため、治療者は食行動に焦点を合わせることを提案した。すると、それをきっかけに「調子が悪い自分を見せられない」ことが語られた。その後、調子が悪いのにもかかわらず来院した際には、来院したことを評価し、そういうときこそどういう状態なのか一緒に考えようと話した。さらに、面接で自分をよく見せると、その後「そんなことはない」と思って気分が悪くなる、と語られた。治療者は、Aさんの話した「良い内容」をほめると、次の回はキャンセルするというパターンに気づき、あえて話された内容をほめずにそのまま聞くようになった。その後、「先生の反応を見ながら話すことをふるいにかけている」と話され、さらに過食・不食の大きな波がなくなってきていること、同時に初めて、前からやせ願望と自己嘔吐があったことが話された。その後、もう隠し事は何もしていないと思って気持ちよかったこと、そして数年ぶりにボーイフレンドとその友達とプールに行けたことなどが語られた。2回目の退院から3年が経過する頃のことである。生活全体が安定してきていることが窺われた。

精神療法開始から5年を経て、次第に子どもの頃のことを思い出し、生育歴と結びつけて現在の状況を考えることが多くなった。

子どもの頃はしたいことをしていた、という話や小さい頃は父親も優しく、平和な家庭だったという話をして涙を流した。治療者は、昔の良かった時代を思い出すのは思い出せる余裕が出てきて、そういう時期にきているのでしょう、と伝えると「ここに来るのは大変だったけれど、来続けられてよかったと思う」と語った。その後、昔は怒りでいっぱいだった父親のことを思い出すと今は悲しい、自分が悪いことをしたような気がする、と語り、悲しく思える余裕が出てきたのではないかと伝えると、「確かに怒っていた方が楽」と語った。そして、人は思うようにならないが、自分だけは思うようにしようと思ってきたことが語られた。さらに、治療者のプライベートについて聞いてみようと思ったがいけないことと思って口にも出せなかったことが語られ、治療者に困った人だと思われたくないことが言語化された。

二　摂食障害発症の背景と外的・内的対象喪失

Aさんの生活史には、大きな対象喪失がいくつも登場する。それははっきりとわかりやすい外的対象喪失と、その前後にある内的対象喪失からなる。

最初の頃語られた幼少期の記憶は、怒りっぽく怖い父親が中心である。Aさんにとって、「一家団欒」は憧れる、一貫したテーマなのだが、怒りっぽい父親と自分を置いて外に出てしまう母親、という記憶はすでにそこに内的対象喪失があることが窺われる。

そこから、母親と共に家を出たことは、父親との別居という、はっきりした最初の外的対象喪失であるとともに、「親子そろった家庭」の外的対象喪失であり、一家団欒のさらなる内的対象喪失でもある。その後の両親の離婚は、2度目の父親の外的対象喪失であり、もしかしたらいずれ一家団欒が望めるのではないかという希望のはっきりした内的対象喪失である。そして父親の死は、今一度の、そして決定的な父親の外的対象喪失である。つまりAさんは、外的な節目だけでも3度父親を失っていることになる。実は過食の発症は、父親が亡くなった時期とそれほど離れていないが、Aさん自身にそれは意識されていないようであった。

家出をしてから、母親とは助け合って生きていたということであったが、父親の死後、当然のことながらこれまで以上に母親を求める気持ちが高まっていたAさんに対し、母親の方はいよいよ自分の人生を生き始めたところであった。母親が仕事が忙しくなり、成長したAさんをそれほど構ってはくれないという状況は、Aさんにとっては新たな内的対象喪失であった。

Aさん自身は過食の発症を「なぜだかわからないがある日突然」と認識し、きっかけや原因を特定できないでいた。母親とともに家を出てから、Aさんは、「悪い父親から逃げて、母親と助け合って生きる」という姿勢でいた。父親の喪失はおそらくA

さんにとって大きすぎる痛みであり、悲しむという喪の仕事は入る余地がなく、母子で奮闘することによって躁的防衛がなされていたのであろう。

当初は「なぜだかわからない」過食エピソードであったが、治療が始まると、比較的早い時期からAさん自身が、寂しいときに過食しやすいこと、一家団欒への憧れが強いこと、そして、母親への愛情希求が強いことが自覚されていった。「ひどい父親」から母親とふたりで身を守り、ふたりでかばい合って生きる態勢から一段落し、母親がAさんよりも自分自身に目を向けるようになってから、Aさんにとって母親の内的対象喪失が顕在化したと考えられる。振り返ると幼少期から一家団欒がなかったこと、愛情を向けてほしい母親が自分の方を向いていないこと、そして寂しいこと。それらが、精神療法の初期から意識化されていった。寂しい時に過食をすると、寂しさは一時的にまぎれるのであった。

摂食障害という側面から見た時、本ケースは経過中一度も深刻な体重減少をきたしていない。拒食の時期の有無は、当時治療者が積極的に聴かなかったので不明である。「良い自分」しか治療者に見せられないAさんの、良い部分しか見ていなかったわけである。そのため当初、ＤＳＭ診断は、「特定不能の摂食障害」であった。途中でや

JCOPY 88002-591

せ願望と体重体型へのこだわりの存在が判明してからは、操作的診断では神経性過食症の診断基準を満たした。

ちなみに松木は、「摂食障害というこころ」[10]において、中核の摂食障害は、「思春期のこころの発達ゆえに必然的に出会うさまざまな『喪失』(たとえば、小さな子どもとしての母親とのつながりを失う、二次性徴での性欲動の出現から無垢な自分を失う、興味の分化から友達との一体感を失う)などからくる『悲しみ』を、〝摂食障害〟の女性は、過覚醒による快感(空腹の爽快感、過活動の身体快感)、さらには故意の嘔吐や下剤で一挙に排泄するという快感で、消してしまおうとします」と述べ、また同書の別の箇所で「こころの成熟に必然的な感情である幼児的万能感を失う〈モーニング・ワーク(悲哀の仕事)〉の過程での喪失の悲しみの作業を彼女たちと一緒にじっくりとやっていくこと」、その過程が摂食障害が「治る」ただひとつの道であると述べている。

そして、中核の摂食障害においては、やせの追及・拒食の時期は必須であり、それが認められないのは中核の摂食障害でないか、本人が隠しているのであると述べている。

Aさんの場合は、「思春期の心の発達ゆえに必然的に出会うさまざまな『喪失』」を越えたいくつもの対象喪失が関与している。やせの追及の時期があったのかどうかはわからない。しかしいずれにせよ、対象喪失の躁的防衛が大きくかかわっていたことは確かである。

対象喪失の躁的防衛は、対象関係論の概念を用いれば、抑うつ不安に持ちこたえられず、抑うつ態勢（depressive position）になれない状態である。先の松木は、「いささか理論的に表現しますと、青年期に〝摂食障害〟として復活してきた、乳幼児期の《抑うつ不安》の防衛としての、理想的で万能的なあり方と思っていた『やせている』あり方への自己愛的・躁的ふるまいがありました。そうした行為を諦め、こころの成熟に必然的な…」（以下、先のモーニング・ワークの必要性の文に続く）と述べている。

どの程度の負荷がかかったところで発症するかは、それまでにどのような発達を遂げていたかによって異なってくるであろうが、Aさんの場合、度重なる実際の喪失と内的対象喪失が大きな役割を果たしていたことは疑い得ない。

JCOPY 88002-591

三　子の側の青年期の自立と親の側の中年期の課題をめぐって

Aさんが過食を発症したのは高校生の時である。エリクソンのライフサイクルの段階では第5の段階の青年期であり、ブロスの分類では中期から後期青春期にあたる。親から精神的に離脱して自我同一性を確立する時期というわけである。母親の方は、シンプルに娘が高校生になったことに安心し、もう手が離れたので仕事に邁進しようというところであった。

しかし、中高生になったからといって親からは精神的に自立しつつある、あるいはしている、と単純には考えられないケースが多々ある。実際のところ心療内科臨床で出会う中高生のほとんどと言ってよいかもしれない。ライフサイクル論では、ある段階の発達にはそれまでの段階の発達が順調にいっていることが前提となっている。また、個々人の成長のペースには違いがあることも前提としている。

青年期における親からの精神的離脱は、それまで必要な時期に親に十分甘えられている、つまり十分な愛着形成がなされていることで促進されるものである。それが何らかの事情で乳幼児期に満たされなかったのなら、小中学生になってからでも甘えさせてあげる必要がある（ただし甘やかすのとは異なる）。子どもは親の愛情・愛情表現を必要としている。これは親の側は心のなかで思っているだけではだめで、子どもにわかる形で表現する必要がある。親からの愛情が得られない、と内的対象喪失状態になっている子の親に会ってみると、親は親なりに愛情を持っている場合も多い。しかし、残念なことにそれが伝わっていないと、子にとっては無いのと同じである。

Aさんの場合も、お母さんにお会いしてみると、Aさんに十分愛情を持っていることがわかった。しかし、表現が下手である上に、中年期に至って自分の生き方の再編成に懸命で、Aさんが求めている状態に十分気が回らない状態であった。父親を文字通り喪失したAさんの喪のプロセスにおいて、お母さんが、小此木の言う「支え手」となれることは、大きな力になる。ただ、Aさんの場合はお母さん自身が、配偶者の喪失を（おそらく内的な喪失を含めると結婚以来何回も）経験している状態で、職業への適応が喪失を克服する手段となっていた側面が大きいという難しさがある。治療中の母親面接では、お母さんの深い話には入らず、Aさんがお母さんを求めていることを伝え、どのように接することが可能かを中心とした面接を行っていった。本ケースでは精神療法担当者がお母さんにもお会いしたが、別の医師や心理士がお母さんの面接を担当し、治療者同士が連携すれば、なおしっかりと親子を支えることができるであろう。

Aさんに限らず、青年期の自立の課題と、成人期・中年期の親、特に母親の課題が相容れないことは珍しくない。どこを妥協点とするかはその親子ごとに異なるところであろうが、親の側としては少なくとも、妥協点を探る、という姿勢を持ちたいものである。また治療者は概して子の側に立つものであるが、親を責めず、共に妥協点を探るという姿勢を持つ必要があろう。

四　精神療法の経過―共感について―

心理面接において、傾聴・共感は基本として強調される。患者・クライアントさんの語りをしっかり聴いてその思いに共感することの重要性である。しかし、共感とは何であろうか。当初治療者が心がけたことは、Aさんの語りをじっと聞き、しばしば保証を与えて共感を示そうとしたことであった。しかし、Aさんの語る言葉に、「それは良いこと」と保証をすると、次の回はキャンセルになるということが続いた。これは、Aさんの言葉に表面的に「共感」することが、真の共感とはなっていなかった、むしろ的外れであったことを意味する。

Aさんは治療者に、症状であるやせ願望と自己嘔吐があることとも言えない、良いところしか見せられない状態であったのだから、ほめられるといたたまれなくなり、次の回をキャンセルしてしまうということになっていたものと考えられる。語る言葉の表面に「共感」されても、真の共感とはならないのは当然である。やっとやせ願望と自己嘔吐の存在が話せるようになったのは、そのやせ願望と自己嘔吐がおさまってきてからであった。

2回目の退院後の3年間は、悪いところを見せられない自分や治療者-患者関係がようやく精神療法の表舞台に現れ、扱われた時期であった。この時期に至り、Aさんが語ることに、それは良いこと、とほめるとキャンセルとなることを話し合い、語ったことをほめられるとどんな気持ちになるのか、実はいたたまれない気持ちになる、ということを共有することが真の共感に近づくことになる。Aさんが良いことしか語れないのは、治療者に対して、悪い自分を見せても受け入れてもらえると思えないでいたからである。悪い自分を見せたら嫌われてしまうかもしれないと不安になるのは、Aさんの生育環境が、わがままにしていても受け入れてもらえるような環境ではなく、良い子にしている必要があったことと関係している。ウィニコットはこのような状態を「偽りの自己（false self）」と呼んでいる。それが現在の日常の人間関係や治療者-患者関係にも持ち越されていることに治療者は気づく必要がある。見せられない自分がある、ということ自体が本質的な問題のひとつなのである。

五　精神療法の展開と終結

精神療法開始後5年を経て、Aさんは幼少期を回想することが多くなった。そのなかで、楽しかったこと・父親も優しい時があったことが回想された。失った対象は悪

JCOPY 88002-591

いものであったと認識している方が、心は耐えやすい。しかしこの時期に至り、Aさんは心の中の父親を、悪いところばかりでなく良いところもあったことを受け入れ、その良いものも失ってしまったのだという喪失の悲しみに耐えられるだけの心のキャパシティができてきたことが窺える。同時に治療関係についても、悪いところは見せないようにしていたことを言語化できるまでになっていた。精神療法を通じ、クラインのいうところの部分対象関係から全体対象関係へと成長し、抑うつ態勢に至り、真の喪の仕事が可能になったといえる。

どんな精神療法の終結でもそうであるが、対象喪失がテーマの患者・クライアントさんにとって、治療者との別れは新たな大きな対象喪失であることを考えなければならない。したがって、終結の仕方は慎重に考慮し、治療者との別れの喪の仕事ができるような準備期間を設ける必要がある。それは、患者さんから申し出た終結であっても必要なことである。ましてや何らかの事情で治療者側から申し出る場合は、特に慎重に、そのことに伴う情緒を面接内で取り扱う十分な期間を見込む必要がある。

Aさんの精神療法は、終結日を決めてそれまでの振り返りをして終わるという終結であったが、それは治療者の遠方への異動がきっかけであった。異動の2か月前にそれを伝えたとたん、Aさんは泣き出された。治療者から、今後の方向性として、①こ

JCOPY 88002-591

れを機に終結、②治療者を交代して継続、③異動期間は休止し、1年後に戻ったところで再開、という選択肢を提示したところ、「納得できない」と怒りが表現された。その気持ちを扱っていくなかで、Aさんは数回を経て終結を選択され、そこまでの面接経過の振り返りを経て終結した。情緒は怒りから寂しさ・悲しみへと移行し、率直に表現されていった。

小此木は、対象喪失の喪の仕事に必要なことは、安定した環境と心の内または外にいる支え手であると論じている。そして、治療者は喪の仕事が可能になるような安定した条件を構成して喪の仕事を共にすることが重要であると述べている。一定の時間と場所を確保し、治療者が安定して向き合う、安定した構造の精神療法は、この、喪の仕事に必要な「安定した環境と支え手」を提供することになる。治療者ははじめは心の外にいる支え手として現れ、いずれ心の内に取り込まれて、心の内にいる支え手となれることが理想的であろう。そうなれれば、時が来て治療が終結しても、患者・クライアントさんにとって、それは新たな外傷ではなく、心の旅路のひとつのプロセスでありうるだろう。Aさんの場合はどうであったか。そうであったことを願うばかりである。

父親の外的・内的対象喪失と母親の内的対象喪失、またベースには温かい家庭の喪失という内的対象喪失が重なったケースである。摂食障害という形をとって医療を受診し、入院を経て精神療法を主たる治療技法として数年の経過で改善した。精神療法の経過を全体として見ると、それは喪の仕事であったことがわかる。食べる・吐く・絶食するという形で躁的に防衛されていた喪失を、治療者とともにゆっくりと解きほぐす仕事であった。

第五部・文献

（1）小此木啓吾：フロイト．講談社，東京，1989
（2）小此木啓吾：フロイト　その自我の軌跡．日本放送出版協会，東京，1973
（3）小此木啓吾：対象喪失—悲しむということ—．中央公論新社，東京，1979
（4）井村恒郎，小此木啓吾訳：フロイト著作集6．自我論・本能論．悲哀とメランコリー．137—149頁，人文書院，京都，1970（Freud, S.：Trauer und Melancholie. 1917）
（5）深津千賀子：対象喪失と喪の仕事．精神分析研究57：237—245，2013
（6）小此木啓吾，西園昌久，岩崎徹也，牛島定信監修：メラニー・クライン著作集

3．愛，罪そして償い．メラニー・クライン　喪とその躁うつ状態との関係（1940）．123―155頁，誠信書房，東京，1983
（7）小此木啓吾：対象喪失と悲哀の仕事．精神分析研究34：294―322，1991
（8）小此木啓吾編集代表：精神分析事典．防衛機制．442―443頁，岩崎学術出版，東京，2002
（9）中島弘子：食べ続けること―ひとりで抱え込むこと―（背景に喪失体験のある過食症患者との治療関係）．日本心理臨床学会第17回大会発表論文集，1998
（10）松木邦裕：摂食障害というこころ―創られた悲劇／築かれた閉塞―．新曜社，東京，2008

おわりに ―精神療法の仕事は喪の仕事―

ここまで、内的対象喪失を、特に親子のテーマと心身症状を中心に概観してきた。これまで見てきたことからわかるように、「思い通りにならない」ということ自体が内的対象喪失である。親はコントロールできないし、子もコントロールできない。親も子も、非常に近い肉親であるけれども自分ではないからである。もちろん配偶者もコントロールできない。

他者をコントロールできないことに気づいている人でも、自分だけはコントロールできると思う場合がある。本書の冒頭から登場しているBさんは、親も子もコントロールできない中で、自分だけはコントロールしようとして（やせた自分でいようとして）絶食の反動としての過食・嘔吐という、ますますコントロールできない状態に陥っていた。

過食・嘔吐の患者さんから、治療が進む中で「自分だけはコントロールしたい（けれどできない）」と聞くことは稀ではない。神経性やせ症の摂食制限型の患者さんでは、それが自己破壊的な形で達成されてしまっている状態とも言える（神経性やせ症の患者さんでは自己愛的な形で自分をコントロールしたい願望が達成されてしまっているために、自己完結して、あまりそのように言語化されないように思われる。徹底した摂食制限型の患者さんでは、その自己破壊的なありようによって、二次的に周囲をコントロールすることにも成功してしまっている）。

自分をコントロールしようとして自分を苦しめることになる心身症状は摂食障害だけではない。物事を完璧にこなさないと気がすまないというのは、うつ病の古典的病前性格である、下田の執着気質に相当する。そのような人では、うつ病の治療として安静を指示されても、仕事や家事をしないでゆっくりするということを自分に許すのが難しい。また、片頭痛患者の性格として、ウォルフによる古典的な「片頭痛性格」（賛否はある）と言われているものがあるが、その中の特徴のひとつとされる「野心家で完全主義」という傾向は、物事が完璧にこなせない時に心理的に大きな負荷となることが推測できる。実際、「ちゃんとやりたい」「当然、きちんとこなしたい」という願望の強い片頭痛の患者さんとはよく出会う。

思うようにならないということは悲しいことである。しかし、悲しむには心のキャパシティを必要とする。精神療法の重要な仕事は、患者さんが自分の心に嘘をつかずゆっくりと向き合って、悲しいものは悲しめるように、安定した構造を提供し、そこにいることだと思う。

あとがき

臨床、特に心身医療領域の精神療法の中で、以前から重要と考えてきた内的対象喪失を主題にした本書が完成することに、ほっとした気持ちでいる。

本書の主題である「内的対象喪失」という概念は、冒頭で紹介したように、1979年に小此木啓吾先生が著された「対象喪失―悲しむということ」が土台にある。ここで、著者の精神分析的な学習に関わる出会いについて少し触れさせていただきたい。著者は幸いにも、小此木先生に直接指導を受ける機会があった。それは、毎週2時間2年間に亘る系統講義と、その後に続くやはり毎週2時間、4～5名の小グループで受けるグループスーパービジョンによってであった。グループスーパービジョンは、当時わが国の精神分析を牽引するそうそうたる講師陣が指導して下さる会であったが、そこで著者は小此木先生によるスーパービジョンを受ける機会に恵まれた。その中でのある日、先生のご指摘に納得がいかなかった著者がどうしてそうなのか、自分はこう考える、と考えを主張したことがあった。大御所の小此木先生に若輩がそのように食いつくことは珍しかったようである。先生はいつも以上に真剣な厳しい表情でさらに説明をされ、そして最後に「精神分析はあなたが思っているよりずっと温かいものです」と言われた。そこに至り、著者はストンと腑に落ちて、心の底から「わかりました」とお返事した。すると先生は、ほっとされたような柔らかな表情になられ、表面的に納得せずに正面から食いついてくる者に納得いくように説明するのは、する方もエネルギーがいるのだというようなことを仰った。その一件以来、先生は何かにつけ著者に声をかけて下さるようになり、研究会などで「中島さん（著者の旧姓）はどう思いますか？」とあてて下さるようになった。あの時の先生の「精神分析は温かいもの」というお言葉は、ずっと著者の心に残っている。

それから時が経ち、先生のご病気の報を耳にした。ご病気になってもなお精力的に仕事を続けられていたが、２００３年に他界された。それは日頃お近くにいたわけではない著者にとっても、俄かに信じ難い、大きな出来事であった。

著者の精神分析的な学習の基礎は、先に述べた4年間に亘る精神分析のセミナーと、国内留学させていただいた、東海大学精神科での数年間に亘る研修にある。そこで岩崎徹也先生を筆頭とする諸先生方に精神分析的な教育を受けることができた。中でも狩野力八郎先生には、2年間に亘り個人スーパービジョンを受ける機会を得て、その後も先生が主催するさまざまな小規模の研究会に声をかけていただき、ご指導を受けることができた。精神療法で開業してからも、折に触れスーパービジョンを受けられたのは、幸せなことだった。しかし、先生はご病気になり、２０１５年春にご逝去された。著者の前著「心身症臨床のまなざし」が完成したのはご逝去の前年秋で、著書をお送りすると震える直筆でお葉書を下さった。

狩野先生を偲ぶ会で再会した皆川邦直先生は、精神療法開業を考えながらも不安を抱えていた20数年前、著者に「できるよ！」と力強く声をかけて下さった先生である。開業後も名称変更や移転等のお知らせをお送りするたび、励ましのお手紙を下さった。著者は直々の弟子ではないながら、精神療法室を継続していく上で、先生は大きな心の支えだった。しかし、再会の時にはすでにご病気で、翌年春にご逝去された。

著者の心身医学の最大の師は、前著を監修して下さった筒井末春先生である。先生は本書執筆中の2018年秋に急逝された。それはあまりに突然のことであった。

執筆開始時点では意識していなかったが、本書は著者の成人期・中年期のジェネラティヴィティの仕事である。それは先達からいただいたものを、自分なりに消化してまた新たに生み出す仕事である。それを行うことは、中年期の課題の遂行であり、中年期の自我同一性にとって大事であることを、本書完成が近づくにつれ実感するようになった。それは同時に、与えて下さりそして去っていかれた、先達に対する著者の喪の仕事でもあると気づいた。諸先生方に感謝を捧げ、ご冥福を心からお祈りする。

本書上梓にあたり、多くの方に感謝申し上げたいが、残念ながらすべてのお名前を挙げることはできない。その中で、以下に特に謝辞を記したい。本書は、これまでの多くの患者さんとの出会いによって可能となったものである。深く感謝申し上げる。東海大学精神科研修員時代に大変お世話になった岩崎徹也先生にはその後も現在に至るまで何かとご指導ご厚情をいただき、心から感謝をお伝えしたい。出身の心療内科現役医師との交流は、著者の伝えたいという動機を大きく刺激してくれた。東邦大学心療内科の新世代教授 端詰勝敬先生と医局の先生方に感謝申し上げたい。そして、いつも一番近くで励ましてくれる夫と娘にこの場をお借りして感謝を伝えたい。

最後になったが、本書は、新興医学出版社代表取締役 林峰子氏の温かいご理解によって世に出ることとなった。ここに厚くお礼申し上げる。

本書は一連の流れの中に理論の要約を織り込んで進めている。要約はあくまで要約である。読者、特に医療や心理臨床の専門家の方には、本書の理論を読んで簡単に「わかって」しまわずに、本書をきっかけとして是非学習を深めていただきたい。

本書が読者の臨床や教育、さらには自身のより良い人生への何らかのヒントになってくれたなら、著者として望外の幸せである。

２０１９年5月　令和元年の新緑の下で　矢吹弘子

JCOPY 88002-591

■ 事項索引

JCOPY 88002-591

索　引

■人名索引

あ

アブラハム（Abraham, K.）……115

アンナ・フロイト（Freud, A.）……44

う

ウィニコット（Winnicott, D.W.）……41, 42, 48, 136

え

エリクソン（Erikson, E.H.）……22, 24–26, 28, 29, 56, 66, 70, 83, 84, 105, 106

お

小此木啓吾……14, 15, 19, 113

く

クライン（Klein, M.）……43–45, 48, 115, 118, 137

し

ジョウン・エリクソン（Erikson, J.M.）……25, 29, 106

す

スターン（Stern, D.N.）……40, 42

ふ

フォナギー（Fonagy, P.）……50

フロイト（Freud, S.）…23, 24, 26, 27, 44, 50, 56, 57, 112, 114, 115

ブロス（Blos, P.）……56

ほ

ボウルビイ（Bowlby, J.）……50

ホルムズ（Holmes, T.H.）……14, 18

ま

マーラー（Mahler, M.S.）…39, 51, 57

マスターソン（Masterson, J.F.）…41

松木邦裕……46

み

皆川邦直……56

ゆ

ユング（Jung, C.G.）……85

れ

レイ（Rahe, R.H.）……14, 18

レビンソン（Levinson, D.J.）……84

【著者紹介】

矢吹 弘子（Hiroko YABUKI）

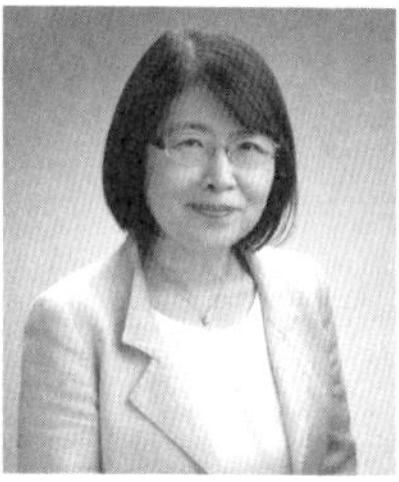

1987 年　東邦大学医学部卒業
東邦大学心身医学講座にて研修、研究生を経て助手
東海大学精神科国内留学を経て
1995 ～ 1996 年　米国メニンガークリニック留学（国際研修生）
帰国後総合病院心療内科医長を経て
1999 年　中島女性心理療法研究室・相談室開設
2006 年　矢吹女性心理療法研究室に改称
2009 年　人間総合科学大学教授
2010 年　人間総合科学大学大学院教授
2016 年　矢吹女性心身クリニック開設
2017 年　東邦大学心身医学講座 客員講師

日本精神分析学会認定精神療法医
日本心身医学会専門医・同研修指導医
日本精神神経学会認定専門医
臨床心理士・医学博士

主な著書
「心身症臨床のまなざし」（新興医学出版社、2014）
「心身症と心理療法」編著（新興医学出版社、2002）
「子どもの不安症―小児の不安障害と心身症の医学」共著（日本評論社、2005）　ほか

© 2019　　第 1 版発行　2019 年 7 月 25 日

内的対象喪失

見えないを悲しみをみつめて

（定価はカバーに表示してあります）

著者　矢 吹 弘 子

検印省略

発行者　林　峰　子
発行所　株式会社 新興医学出版社
〒113-0033　東京都文京区本郷 6 丁目 26 番 8 号
電話　03（3816）2853　　FAX　03（3816）2895

印刷　株式会社　藤美社　　ISBN　978-4-88002-591-9　　郵便振替　00120-8-191625